疑似化学因素导致疾病暴发调查手册：

调查和控制指南

主编 世界卫生组织

编译 德州市疾病预防控制中心

山东大学出版社
SHANDONG UNIVERSITY PRESS

·济南·

图书在版编目(CIP)数据

疑似化学因素导致疾病爆发调查手册：调查和控制指南/世界卫生组织主编；德州市疾病预防控制中心编译．—济南：山东大学出版社，2024.9

ISBN 978-7-5607-8029-0

Ⅰ．①疑…　Ⅱ．①世…　②德…　Ⅲ．①致病化学因素—调查—手册　Ⅳ．①R363.1-62

中国国家版本馆 CIP 数据核字(2024)第 056773 号

策划编辑　唐　棣
责任编辑　唐　棣
封面设计　王秋忆

疑似化学因素导致疾病暴发调查手册：调查和控制指南
YISI HUAXUE YINSU DAOZHI JIBING BAOFA DIAOCHA SHOUCE：DIAOCHA HE KONGZHI ZHINAN

出版发行　山东大学出版社
社　　址　山东省济南市山大南路 20 号
邮政编码　250100
发行热线　(0531)88363008
经　　销　新华书店
印　　刷　济南巨丰印刷有限公司
规　　格　720 毫米×1000 毫米　1/16
　　　　　8.75 印张　157 千字
版　　次　2024 年 9 月第 1 版
印　　次　2024 年 9 月第 1 次印刷
定　　价　38.00 元

《疑似化学因素导致疾病暴发调查手册：调查和控制指南》译委会

主　审　王振东　何新梅

副主审　王建军　许学水　姜明东

主　译　李发强　王立友　崔永彪

译　者　李发强　王立友　崔永彪

　　　　郭明孝　张媛媛　杨卫红

中文版前言

得益于各位同仁长达两年的通力合作，这本手册终于同广大读者见面了。

作为长期在基层从事公共卫生应急和处置工作的一线人员，我们深深地认识到：将扎实的流行病学理论功底与实用的现场实践经验相结合，并加以融会贯通、灵活运用，是卫生应急和处置工作能够成功的关键。

中国国家突发公共卫生事件报告管理信息系统数据显示：全国报告中毒事件发生频次和发病人数仅次于急性传染病类事件，居第2位，死亡人数则居各类突发公共卫生事件第1位（周静，袁媛，郎楠等，2020年）。换言之，中毒已经对广大人民群众的人身安全构成重大威胁，必须高度关注、加强中毒事件调查处置力量建设。

可能会导致中毒的因素复杂多样，同一种症状可能由若干种不同类型的化学物中毒引起，而同一种化学物由于暴露途径、暴露浓度、个体差异不同，其临床表现也可能千差万别，这就给中毒事件调查人员提出了很高的要求。在很多情况下，能够及时将一起暴发事件与化学中毒建立关联可能是很困难的，因为临床医生、调查人员往往更倾向于中毒症状可能是由感染性因素导致的，常忽视一些提示存在化学中毒可能性的关键信息。即便是能够认识到这可能与化学中毒相关，想要调查并判断究竟是哪种化学因素导致的中毒，通常也困难重重。

然而，目前国内的预防医学专业教育中——无论是理论教学还是实践技能，与传染病相关的内容占比很高，而与中毒相关的知识占比相对较少。基层各级公共卫生机构的岗位设置和队伍建设中，中毒事件调查处置的专业技术力量也往往弱于传染病专业。

同时，我们还注意到，中毒事件调查处置的培训教材建设相比于传染病专业也是滞后的。学校的教材中，中毒事件调查处置所占的篇幅明显少于传染病。针对在职人员的培训教材，也只有2013年人民卫生出版社出版的、中国疾控中心孙承业研究员主编的“突发事件卫生应急培训教材”中的《中毒事件处置》等少数几部，关于中毒事件流行病学调查的专著近乎空白。

2021年夏天，世界卫生组织出版了*Manual for investigating suspected outbreaks of illnesses of possible chemical etiology*。作为基层公共卫生工作者，我们第一时间通读了这本小册子，发现该出版物非常适合基层中毒调查处置人员阅读学习，于是萌生了将其翻译为中文的念头。经过近两年的工作，历经数次修改，《疑似化学因素导致疾病暴发调查手册：调查和控制指南》终于同大家见面了。整个翻译出版过程得到了世界卫生组织翻译权和许可(Translation Rights & Licensing)办公室的大力支持。德州市疾病预防控制中心和山东大学出版社有关领导高度重视这项工作，给予了大力支持，为本书的顺利出版提供了坚实保障，在此一并致谢。

本书作为国内少有的专门针对中毒事件流行病学调查的专著，既包含相关学科的基础知识，也给出了大量案例和实际操作指南，内容深入浅出，非常适合从事公共卫生工作的专业技术人员阅读使用。本书也可以作为高校公共卫生类专业师生的参考读物。为便于读者阅读使用，译者在保持原书体例和行文风格的基础上，对部分内容进行了必要的注解、说明。同时，译者建议学有余力的读者可以参阅世界卫生组织的*Manual for the public health management of chemical incidents*(2009)，这本小册子介绍了化学事件的处置工作，恰好与本书形成互补。

本书的翻译工作由德州市疾病预防控制中心的六位青年医师合作完成，作为卫生系统的公益性培训教材使用。由于水平有限，该翻译版本不可避免地存在这样那样的不足之处，欢迎诸位同仁不吝赐教，以便在再版时予以完善。

译委会

2024年9月

英文版前言

人类社会在诸多方面都依赖于化学品，包括食品生产、水环境卫生、交通运输、热力与发电、消费品和药物。这些需要通过庞大的化学工业——大批量采购、合成、储存、运输和使用，以及废物回收和(或)前处理——得到满足。根据欧洲化学工业理事会的数据，2018 年全球化学品销售额(不含药物)达到 3.35 万亿欧元，该数据反映了氢氧化钠和氯气等基础化工产品、农用化肥、涂料、染料、除草剂、杀虫剂以及石化产品的生产。[2]

预计化学品的需求和生产将继续保持总体增长趋势，2030 年全球化学品销售额将达到 6.6 万亿欧元。未来的行业增长预计主要由新兴市场推动，到 2022 年，新兴市场的年增长率可能为 6%～10%，而高收入经济体的年增长率将达到 2%～3%。2017 年，巴西、中国、印度、俄罗斯和南非合计占全球化学品销售额的 44.1%。当年，上述五国加上欧盟国家和美国合计占全球化学品销售额的近 75%，其余 25%主要来自包括中东国家在内的亚洲新兴国家。[2]

化学品生产无疑有助于创造就业机会，促进经济繁荣以及公共卫生和福祉。然而，众所周知，许多大宗化学品是有毒的，在事故、事件和处置过程中发生暴露，可能会对健康、环境、牲畜和野生动物产生急性和慢性影响。在发生化学事故的情况下，伤害可能是个体性的，也可能会影响一部分人、社区甚至大范围人群，因此造成的人员和经济损失可能相当巨大。世界卫生组织估计全球 2.7%的死亡率可归因于工业和农业化学品暴露以及意外中毒；如果把空气污染和天然化学物质包括在内，这个数字会上升到 13.4%。[3]

此外，心怀不满的个人或恐怖分子可能故意释放化学品，导致大规模化学事件。释放的化学品可能是有毒的工业化学品，或者是化学战毒剂，如有机磷神经毒剂和硫芥子气。

有许多因素导致的化学事故或事件是显而易见的，例如爆炸、火灾或泄漏导致烟雾释放到大气中，污染了水，或颗粒物在陆地上沉积。有些事件可能会产生国际影响，如化学品释放导致空气或水等环境介质受到污染并随之跨越国境时。更多相关信息可以参见世界卫生组织关于化学品事件公共卫生管理的出版物。[4]然而，某些时候化学品释放可能并不明显，只有在出现或报告了一些病例时才会考虑这种可能性。及时查明原因需要对群体进行检测和查证，并进行后续的流行病学研究。调查可能需要采用流行病学、环境、临床和毒理学方法进行详细研究。由于可能的化学品种类众多，包括大宗和有毒工业化学品、农药，以及历史上产生的持久性有机污染物，因此，将化学品暴露与出现的迹象和症状间建立关联是很困难的。

此类暴露的潜在影响可能很大，需要向世界卫生组织报告：根据《国际卫生条例(2005)》的要求，成员国有识别、评估并随后向世界卫生组织报告可能的异常事件[具有严重的公共卫生后果或可能导致国际传播和(或)可能导致国际旅行或贸易受到限制]的义务。[5]此外，世界卫生组织可宣布此类事件为构成国际关注的突发公共卫生事件。为了履行其义务，成员国必须建立和保持针对所有风险的疾病监测和暴发应对架构和体系。条例还要求世界卫生组织响应成员国请求，向其提供协助，以调查和控制此类事件。虽然大多数此类请求涉及的可能是传染病暴发，但也有部分请求涉及病因不明或疑似为化学物质导致的群体性疾病或暴发。

本手册介绍了调查可能源于化学物质的群体性疾病或暴发的方法，并阐述了在地方、区域、国家和国际各层面采取模块化、协调性、多学科协作、多机构方法的重要性。

致谢

感谢所有参与本手册编写和定稿人士的贡献，包括各章节的编写者、统稿和审定人员，以及在准备工作和审查过程中提出意见的人士。

各章节和附件的起草者：

Richard Amlôt，应急响应部，英格兰公共卫生部（注），英国伦敦；

Rebecca Close，辐射、化学与环境风险中心，英格兰公共卫生部，英国切尔顿；

James Coulson，国家毒物信息监测中心，英国加迪夫；

Obaghe Edeghere，英格兰公共卫生部，英国伯明翰；

Tony Fletcher，辐射、化学与环境风险中心，英格兰公共卫生部，英国切尔顿；

Robie Kamaniyre，辐射、化学与环境风险中心，英格兰公共卫生部，英国切尔顿；

Andrew Kibble，辐射、化学与环境风险中心，英格兰公共卫生部，英国伦敦；

Giovanni S. Leonardi，辐射、化学与环境风险中心，英格兰公共卫生部，英国切尔顿；

Stephen Palmer（已退休），威尔士大学医学院，英国加迪夫；

James Rubin，国王学院，英国伦敦；

David Russell，世界卫生组织化学品暴露公共卫生管理协作中心，英格兰公共卫生部，英国伦敦；

Patrick Saunders，斯塔福德郡大学，英国特伦特河畔斯托克；

Eirian Thomas，辐射、化学与环境风险中心，英格兰公共卫生部，英国切尔顿；

Thomas Zilker，慕尼黑工业大学毒理学系，德国慕尼黑。

对本手册提出评论的有：

Peter Blain，纽卡斯尔大学，英国；

Robin Braithwaite（已退休），法医学和药物监测中心，国王学院，英国伦敦；

Raquel Duarte Davidson，辐射、化学与环境风险中心，英格兰公共卫生部，英国切尔顿；

Hema Herath，卫生与营养部，斯里兰卡科伦坡；

Salmaan Inayat-Hussain，产品管理和毒理学部，国家石油公司，马来西亚吉隆坡；

Sue Ibbotson，英格兰公共卫生部，英国伯明翰；

Lydia Izon-Cooper，环境风险及紧急情况部（EHED），英格兰公共卫生部；

Irma Makalinao，菲律宾大学，菲律宾马尼拉；

Shalini Pooransingh，西印度群岛大学，特立尼达和多巴哥圣奥古斯丁；

Daam Settachan，朱拉蓬研究院，泰国曼谷；

Maxwell J. Smith，健康伦理、法律和政策实验室，西部大学，加拿大；

Danny Sokolowski，化学应急准备和响应部，加拿大卫生部，加拿大渥太华。

以下世界卫生组织工作人员审查了本手册并提出了意见：

Gaya Gamhewage，世界卫生组织学习和能力发展部，日内瓦；

Ahmed Nejjar（已退休），世界卫生组织非洲区办事处，刚果布拉柴维尔；

Babatunde Olowokure，世界卫生组织卫生应急规划，日内瓦；

Anne Perrocheau，世界卫生组织现场流行病学支持规划，日内瓦；

Johannes Schnitzler，世界卫生组织信息系统与分析规划，日内瓦；

Mark van Ommeren，世界卫生组织精神卫生规划，日内瓦。

初稿由 Obaghe Edeghere 编写，得到了 Stephen Palmer 的支持，并在英格兰伯明翰西米德兰地区流行病学部门主持的一次会议上进行了审查。

Eirian Thomas 修订了初稿，Obaghe Edeghere 和 Joanna Tempowski 继续进一步修订。世界卫生组织化学品暴露公共卫生管理协作中心于 2016 年 6 月主办了一次会议，对第二稿进行了讨论，随后于 2016～2017 年对其进行了修订。2018 年 3 月 5 日，西米德兰地区流行病学部门和世界卫生组织化学品暴露公共卫生管理协作中心主办的会议上对第三稿进行进一步审查后，于 2018 年 6 月提交世界卫生组织，并由世界卫生组织秘书处审查和修订。修订草案于 2019 年经过同行评审，最终草案由 David Russell 于 2020 年 5 月提交，并于 2020 年 7 月交付编辑。

世界卫生组织化学品安全与健康处（日内瓦）的 Joanna Tempowski 和 Kersten Gutschmidt 负责手册的整体科学内容以及评审会议和同行评审的组织。

译者注：本手册正式出版后不久，2021 年 10 月 1 日，英格兰公共卫生部(Public Health England，PHE)停止运作，其职能转入新成立的英国卫生安全局(UK Health Security Agency，UKHSA)。

目 录

概　述

化学品相关事故或事件的“苗头”，可能是某一特定地点的病例、投诉或关切高于预期水平。这种情况通常被称为“群体性疾病”，其定义为：在时间和空间上具有聚集性，且向卫生部门报告的（确实存在的或主观感受的）健康事件的异常聚集。[6]

进一步调查可能的确会证实：特定时期、特定地点或特定人群中观察到的病例数量比期望数量有所增加。这种情况被称为“疾病暴发”，其定义为：发病超出了正常期望水平。病例数量因致病因素、既往和当前暴露因素的严重程度和类型而异。[7]

即使认定某个群体性疾病属于暴发，而且明显是非传染性的，要明确病因可能也很困难。可能需要进行广泛的调查，以确定暴发是否确实是由于环境风险因素（如化学物质、辐射、物理环境，或是食物或水污染或掺假）暴露所致。在某些情况下，可能要合理地怀疑心理因素（即所谓的“群体性心因性疾病”）。

对可能由化学品暴露导致的群体性疾病的评估和调查，与传染病暴发相似，但仍有其独特性。国际贸易中的大宗化学品、潜在的化学相互作用、对某些化学品毒理学后果的知之甚少，以及潜在暴露途径的多种多样，导致了无数的潜在暴露场景，增加了在环境污染、暴露和随之而来的健康效应之间建立联系的难度。启动调查可能涉及一个复杂、综合、协调的过程，包括流行病学、环境、临床和毒理学信息的收集和评估，证据的审查和评估，以及随后确定是否可能发生化学品暴露，以及出现的体征和症状与这种暴露是否一致的合理性。评估需要多学科方法，涉及环境流行病学、环境科学、环境公共卫生以及临床和检验医学、毒理学，共同为风险评估、风险管理和交流奠定基础。

已知公开的化学品事件的公共卫生处置，涉及来源、暴露途径、受影响者的识别，而针对可疑、未知的化学品所致暴发的调查则与之相反：先描述了已报告的受影响者的健康效应，揭示潜在暴露途径，并根据线索和数据分析明确可能的化学性源头（见图 1）。

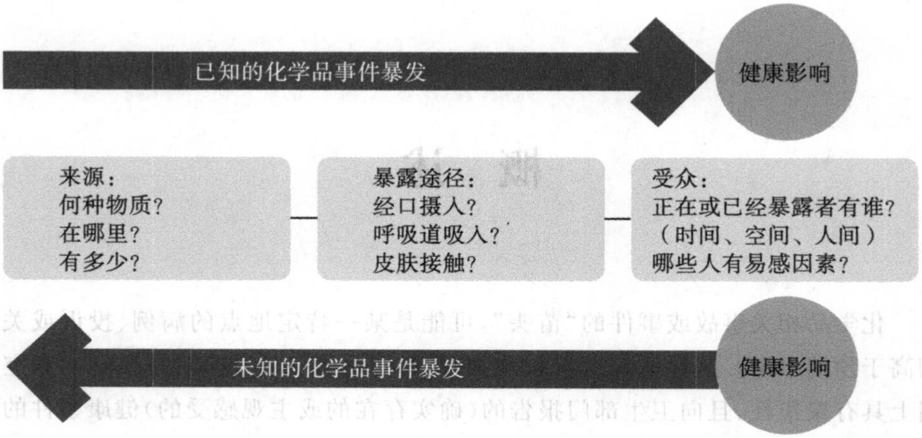

图 1　已知和未知的化学品事件暴发调查对比

目的和范围

本手册为公共卫生和相关专业人士提供了一份实用指南，用于调查那些被认为明显可能存在非传染性因素（尤其是化学物质）的群体性疾病和暴发。其他文献对化学事故的应急响应做了全面描述，本手册不再赘述。

本手册由一组调查与化学品有关的暴发的专家学者编写，并以包括世界卫生组织特派团在内的既往应急行动的经验为基础。本手册明确了机构和个人的职责，涵盖了多学科调查、沟通和控制的管理和组织等方面的内容。

本手册的主要目标受众是环境公共卫生从业者，不过环境科学家、临床医生、毒理学家和流行病学家（包括环境流行病学家），以及政策制定者可能也会对本手册感兴趣。

体例

本手册有两个主要部分，即调查群体性疾病和暴发的实用指南，以及调查的原则和概念。

第 1 章提供了一种实用方法，用以调查群体性疾病，并明确其是否构成化学因素导致的暴发。第 1 章描述了此类调查的五个主要步骤：①病例和（或）异常的监测、预警和报告；②信息收集和评估，以核实或排除暴发；③病因初步调查，以确定可能的原因和公共卫生影响；④开展后续的现场调查，包括收集整合流行病学、临床、毒理学和环境信息；⑤最终完成并结束调查。

文本框中是需要重点强调的关键基础要点信息，提供的案例研究用以说明真实事故和事件的重要问题。

第 2 章更详细地描述了上述阶段所需的各学科知识，包括规划和准备、环境流行病学、临床和环境科学、毒理学研究、现场调查和风险评估、管理和交流。

术语表提供了具有重要意义的名词术语的定义。附件提供了流行病学、环境、临床和毒理学研究的示例。

术语表

请注意，以下定义仅适用于本手册中使用的术语，在其他出版物中可能具有不同的含义。

名称	定义
暴露	特定浓度或数量的物质，在特定的时间段内以特定频次作用于目标个体、系统或群体/亚群[1]
暴露评估	评估个体、系统或群体/亚群暴露于物质（及其衍生物）的情况。暴露评估是风险评估过程的第三步[1]
暴露生物标志物	指示生物系统发生变化或事件的指标；指从生物介质（如组织、细胞或体液）中检测获得的、并且可用以指示出现某种化学物质暴露的细胞学、生物化学或分子生物学指标[1]
标准操作程序	进行分析测试的标准化程序方法，以确保质量和一致性
病例	在个体、群体或调查对象中发现的，符合正在调查的疾病、健康损害或体征（病例定义）的个体；患有某种疾病或具有某种健康损害或体征的个体
病例定义	一套诊断标准，必须能够满足重大事件、暴发的调查和监测之用。显而易见，病例必须在特定时空暴露于所描述的化学品，并且其临床病程与特定化学品的生物学作用机制一致。病例定义可能基于临床、实验室或流行病学标准
补救措施	污染后，按照国家法规的规定，使环境更安全、更清洁的措施

续表

名称	定义
场地概念模型	用以表示污染物与受众接触的化学、物理和生物过程
持久性有机污染物	环境中稳定且降解缓慢的有机化学品，导致持久性、潜在的生物积累和生物放大，对人类健康具有潜在的不良影响
大宗化学品	大量进口或生产的化学品，不一定有毒
代表性样本	从更大范围的人群中抽取的样本，在统计上准确地代表了总体
毒代动力学	外源性物质吸收、分布、代谢和排泄的建模和数学描述
毒物动力学	外来毒物与其生物靶器官之间的动态相互作用，及其对健康的后续影响
毒性综合征	特定化学物质或化学物质族类的毒性特征导致的体征和症状的集合
分布图	具有特定属性、疾病或毒性的个体、群体或亚群位置的图示
分配公平	社会公平分配资源
分析	分析采集样品的所有过程
风险	在特定情况下，化学品暴露对个体、系统或群体/亚群造成不良影响的概率[1]
风险承受能力	接受已识别的风险，而不采取进一步措施来降低风险
风险分级	根据事件发生的可能性及其对公共健康的影响对风险进行排序；该排序是半定量的
风险沟通	风险评估和管理人员、新闻媒体、相关团体和公众之间就（健康或环境）风险进行互动式信息交流[1]
风险管理	决策过程，包括考虑政治、社会、经济和技术因素以及与风险相关的风险评估信息，以便制定、分析及比较监管和非监管选项，并选择和实施针对该风险的适当监管响应；风险管理包括三个要素，即风险评估，控制泄漏和暴露，以及风险监测[1]

续表

名称	定义
风险评估	一种旨在计算或估计特定目标个体、系统或群体/亚群风险的过程，包括在暴露于特定化学品后识别伴随的不确定性，同时考虑相关化学品的固有特征以及特定目标系统的特征；风险评估过程包括四个步骤：风险识别、危害特征（相关术语：剂量—反应评估）、暴露评估和风险特征。其是风险分析的第一个组成部分[1]
国际关注的公共卫生事件	确定通过疾病的国际传播对各国构成公共卫生风险，并可能需要采取协调一致的国际应对措施的非常事件
《国际卫生条例(2005)》	具有法律约束力的协议，以义务和建议的形式为缔约国提供特定的公共卫生框架，以更好地预防、准备和应对国际关注的突发公共卫生事件，包括化学事故和事件
合理性	根据当前生物学和毒理学认知，特定化学物质能够导致可报告或可观察到的体征和症状的可能性
后处理	实验室数据分析的最后阶段，及时发布和解释准确、精确、可验证的数据
化学事故	两名或两名以上人员暴露于化学品，或存在化学品暴露风险的事故
化学事件	化学品暴露后导致疾病或潜在疾病的事件
化学战毒剂	各种有毒的化学品或其前体，可通过其化学作用导致伤亡、暂时失能或感官刺激
环境公共卫生追踪	收集、整理、分析和传播关于环境风险、暴露和健康的信息
环境监测	评估环境条件，以确定趋势和模式，并为确定污染背景水平提供基础
环境检测	通常指收集并分析来自空气、水、食物、消费品或土壤的样品
急性(效应)	暴露后快速发生且持续时间短的效应
剂量	给予个体、系统或群体/亚群摄入、被其摄入或吸收的化学品的总量[1]

续表

名称	定义
监测	为公共卫生目的而系统、持续地收集、整理和分析信息，并在必要时及时传播公共卫生信息，以进行评估和应对
检测/监测	观察或识别导致潜在或确定的不良健康效应的一系列情况
建模	应用数学模型解释环境信息或假设，这些信息或假设随后可用于风险评估和风险管理
精确度	给定值重复测量的一致性的程度；用于衡量一致性
决策工具	《国际卫生条例(2005)》的一个方面，为向世界卫生组织通报事件提供了基础；基于概率、影响、传播、旅行和贸易四个指标
可靠性	分析技术得到一致的数据的程度
来源	特定污染物的源头位置
临床体征	由经过训练的检查者在临床检查期间观察到的表现
临床症状	患者的感受
灵敏度	某种测试可以将人群中的病例识别出来的概率；准确诊断病例的概率，或通过测试识别病例的概率
流行病学情报	侦测、验证、分析、评估和调查可能对公众构成威胁的信号
慢性的	指持续很长时间的事件或现象
内部质量控制	确保日常测试结果一致性的多阶段过程，常常涉及对已知浓度待测物的重复检测
前处理	在样品到达实验室之前进行的程序，在此环节，代表性样品被适当地收集、标识、储存和运输，以确保结果能够被可靠地解释
潜伏期	从暴露到出现可观察到的健康效应的时间
确定性	一种排除随机性的模式，相同的起点总是导致相同的结局
群体性心因性疾病	医学上无法解释的症状和体征迅速传播，患者认为这些症状和体征是严重躯体性疾病的表现

续表

名称	定义
任务计划	现场调查的出发点、目的和目标，以及确保其成功所需的资源
生物标志物	外源性因素诱导的、可测量的细胞结构和功能改变
生物监测	在生物介质中监测环境化学品或与之密切相关的代谢产物
剩余风险	风险缓解后残余的风险
时效性	对一个调查而言，能够在适当的时间内生成数据
随机	一系列（可能导致很多结局的）随机变量构建的模型
特异性	在分析中，将特定待测物与其他通常与之密切相关的化学物质区分开的能力
途径	化学品从释放到通过环境介质抵达其进入人体的入口的物理路径，通常是空气、水、土壤或食物
外部质量评估	由外部机构评估实验室的质量目标是如何实现的，包括计划、政策和程序
危害	个体、系统或群体/亚群暴露于某种致病因素或状况时，可能导致不良反应的固有属性[1]
危机沟通	危机期间信息的收集、整理、分析和后续传播
无害	不会伤及他人
无伤害原则	带来益处并采取措施，防止造成伤害
吸收	化学物质穿过吸收屏障的过程[1]
效应生物标志物	生物体中各种可测量的生化或生理改变，其强度大小被认为可用以指示明确存在或潜在的公共卫生损害或疾病
易感性生物标志物	可测量的、用以指示机体暴露后对化学品的敏感性的指标
有毒工业化学品	合法工业用途的化学品，对人类健康也有剧毒和（或）慢性毒性；通常以固体、液体或气体的形式大量合成、储存和运输。包括化学风险（致癌、致畸、损害肺部或血液）和物理风险（易燃、易爆或高反应性），如酸、杀虫剂和溶剂
预警	对问题、异常信息或潜在健康问题的警告

续表

名称	定义
证据链(样品)	一套议定的书面程序,用于按不同的时间顺序收集、标识、转运、接收、分析以及后续的储存或样品处置
准备	处于准备中的状态
准确性	实测值与真实值之差
自主	尊重他人对自己生活所做出的决定的原则

第1章　调查群体性疾病和暴发的实用指南

1.1　先决条件

进行调查之前，先考虑沟通和伦理问题，这是调查各个方面的核心。

沟通在调查的每个阶段都很重要，可以让社区了解调查将如何进行和正在进行，以及调查结果及其解释。沟通不仅仅包括向公众提供信息，还应该是双向的，为信息传播和反馈创造契机。在调查疑似暴发期间，传统方法低估了"积极倾听"的价值，忽视了人的需求。[8]

传播策略应该考虑到：非专业人士解释有关群体性疾病和暴发的事实的方式可能会与专家不同。[9,10]担忧会导致压力或焦虑，这可能会加剧现有状况或增加症状的报告，包括那些没有毒理学基础的症状（译者注：参见术语表中的"群体性心因性疾病"）。对社区的开放沟通可以减轻社区和个人的担忧，并产生积极的工作关系。[8,11]

虽然暴发调查通常是在紧急情况下进行的，但也是一种对人进行的研究，国际公认的伦理原则同样适用。[12]这些原则包括要求以尊重人权以及尊重、保护和确保研究参与者和社区公平的方式进行研究。研究还必须科学合理，并产生对调查有用的信息。

暴发调查具有复杂性，这是其与传统科学研究的不同点。暴发的紧迫性通常要求在科学性不明确，社会和制度混乱，以及恐惧和不信任的整体氛围的背景下迅速做出决定。受暴发影响最严重的国家可能资源有限，法律和监管体系不发达，卫生系统缺乏应对危机的弹性。暴发本身可能会产生或加剧社会危机，削弱本已脆弱的卫生系统。在这种情况下，不可能同时满足所有紧迫的需求，因此决策者必须权衡并优先考虑潜在竞争性的道德价值观。时间压力和资源限制可能导致调查者不得不立即采取行动，而没有进行彻底的、包容性和透明的审查——而这是稳健、合乎道德的决策所需要的。[13] 解决暴发调查中的伦理问题将在“2.6 伦理问题”中进一步讨论。

为有利于彻底调查群体性疾病，并确定是否属于暴发，调查划分为五个步骤，分别是：①监测、预警和报告；②信息收集和评估；③病因初步调查；④现场调查；⑤完成调查。图 2 总结了每个步骤的要点。

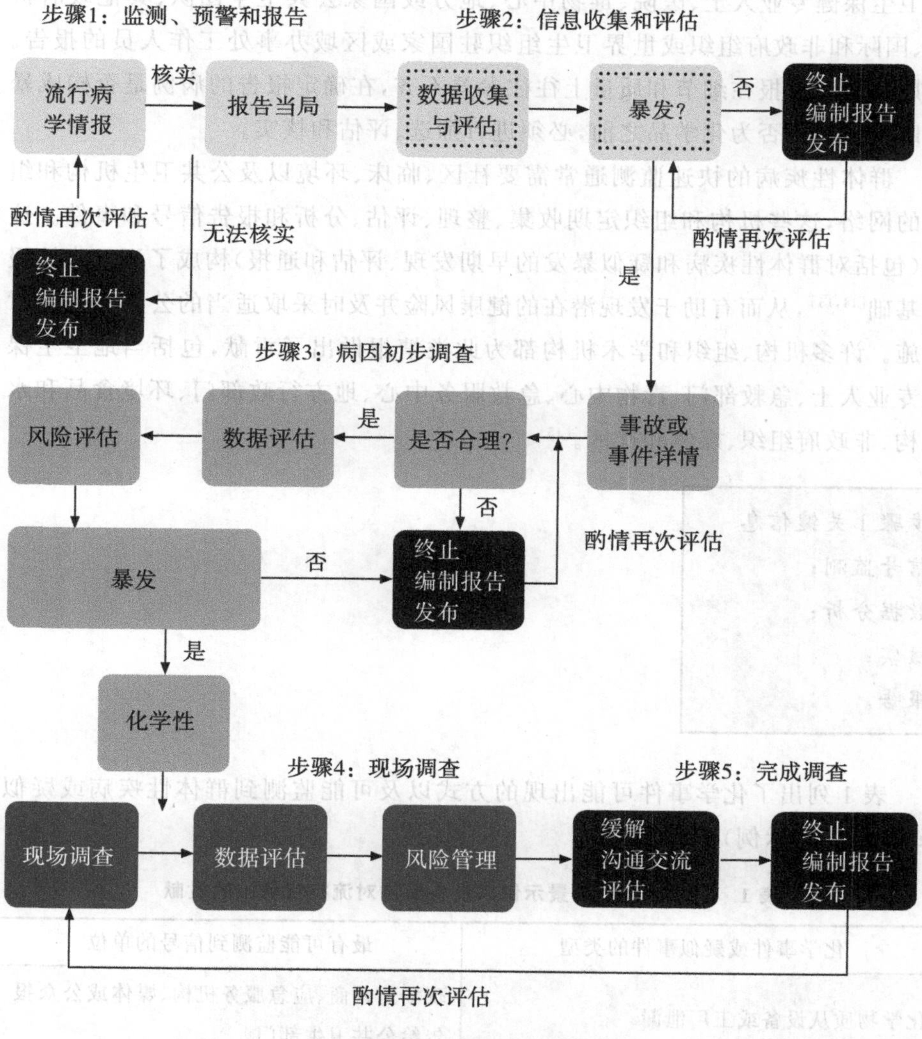

图 2　暴发调查的关键步骤

1.2 步骤1:监测、预警和报告

目的:快速发现可能由化学品导致的群体性疾病,并及时通知公共卫生部门。

调查者可以从单一的或多个不同来源的信息中,或未经证实的信息中监测群体性疾病。预警可通过以下途径发出:受影响社区成员或媒体的通报,或当地卫生保健专业人士、医院、毒物中心、地方或国家公共卫生团队、其他政府机构、国际和非政府组织或世界卫生组织驻国家或区域办事处工作人员的报告。早期预警和通报在细节和质量上往往参差不齐,在确定报告的病例是否构成暴发以及来源是否为化学品之前,必须进行筛选、评估和核实。

群体性疾病的快速监测通常需要社区、临床、环境以及公共卫生机构和组织的网络,这些机构和组织定期收集、整理、评估、分析和报告信号和事件。这些(包括对群体性疾病和疑似暴发的早期发现、评估和通报)构成了流行病情报的基础[14,15],从而有助于发现潜在的健康风险并及时采取适当的公共卫生应对措施。许多机构、组织和学术机构都为此类情报做出了贡献,包括当地卫生保健专业人士、急救部门、毒物中心、急救服务中心、地方行政部门、环境食品和水机构、非政府组织、媒体和社区。[15]

步骤1关键信息
信号监测;
数据分析;
核实;
报告。

表1列出了化学事件可能出现的方式以及可能监测到群体性疾病或疑似暴发的部门(示例)。

表1　化学品泄漏场景示例以及各机构对流行病情报的贡献

化学事件或疑似事件的类型	最有可能监测到信号的单位
化学物质从设备或工厂泄漏	现场运营商、应急服务机构、媒体或公众报告给公共卫生部门

续表

化学事件或疑似事件的类型	最有可能监测到信号的单位
运输或储存中发生火灾或爆炸	公众、媒体和(或)环境卫生人员或应急服务机构报告给公共卫生部门
难闻的气味或滋味(如水中),导致不适或症状	(对环境卫生保持警觉的)社区,公用事业,公共卫生专业人士或毒物中心
突然出现相似症状和体征的病例	医护人员、毒物中心、公众或媒体
在特定地点或时段观察到环境污染	环境部门、公共卫生机构、媒体或公众

许多国家都有监测传染病病例的体系,但有针对可能的化学性病因事件的快速监测和应对体系的国家很少。用于监测各种风险的群体性疾病和疑似暴发的流行病情报系统可以保护公共健康;然而,即使存在此类系统,也未必可以顺畅地及时监测到和随后报告可能与化学品暴露有关的病例,而且可能会受到影响[16]:

• 报告或观察到的疾病缺乏特异性,因此难以与其他原因区分。

• 暴露于受污染的媒介可能会被忽视,或发生在很长一段时间和很大范围的地理区域内,一些暴露者可能已经离开,这使得病例很难被联系起来以确定群体性疾病和暴发。

• 受影响的人可能同时暴露于两种或两种以上化学品,导致临床表现千差万别。

• 卫生保健和公共卫生人员可能不熟悉与化学品有关的疾病,因为这些疾病的发病率低于感染性因素导致的疾病。

一旦发现群体性疾病或疑似暴发(信号),必须对信息进行分析和核实。如果没有确凿证据表明存在群体性疾病从而导致暴发,则调查可能会结束,除非发现相关的可能需要进一步研究的信息。如果收到的信息与群体性疾病一致,则必须及时向相关公共卫生机构报告(见案例研究1)。当至少满足《国际卫生条例(2005)》决议中规定的四项标准中的两项时,主管部门应通知世界卫生组织,并可根据国家议定书通知相应的区域公共卫生机构和邻国。

案例研究 1　异常迹象和症状的监测、报告和预警

时间：2006 年 9 月

地点：巴拿马，巴拿马城

背景：

巴拿马城一家医院的医生发现了一群不明原因的、多伴有严重神经功能障碍的急性肾衰竭患者。患者起初通常表现为胃肠道症状，如恶心、呕吐、上腹部不适和腹泻，几天后出现少尿或无尿、厌食和乏力。许多患者还表现出一系列神经影响，包括颅神经麻痹、急性弛缓性麻痹和脑病。

医院已向公共卫生部门报告，但尚不清楚异常症状是传染性的还是中毒性的，并提出三个主要假设。首先怀疑传染性的致病因素，但随后排除，因为没有发现明确的人传人现象，且针对感染因素导致的急性迟缓性麻痹的细菌培养和病毒检测均为阴性。随后，怀疑是抗高血压药物赖诺普利（血管紧张素转换酶抑制剂）的不良反应，因为许多患者都服用了这种药物，且首批病例出现前两个月卫生部门才将其选作治疗高血压的一线处方药物。最后一个假设：暴发由巴拿马生产的处方药物止咳糖浆受污染导致——许多患者服用该药物。

调查与结果：

为确定病因并明确暴发来源，研究者开展了一项病例对照研究；设计了一份调查问卷，以收集人口统计信息和健康信息，并评估潜在暴露；对血液和尿液样品进行了各种潜在的肾毒性和精神毒性物质分析，包括金属、百草枯、有机磷和氨基甲酸酯类农药。此外，研究人员将赖诺普利和止咳糖浆样品送往美国疾病预防控制中心（佐治亚州亚特兰大）。美国国家环境卫生中心（译者注：隶属于美国疾病预防控制中心）的实验室对止咳糖浆样品进行分析，发现存在二甘醇。二甘醇是一种无色无味的液体，对人体有毒，工业上很常用，树脂、防冻液、油墨和胶水等产品中都能找到二甘醇。根据实验室检测结果、临床特征和已报道的二甘醇毒性特征，证实病因为服用了受到污染的止咳糖浆。

公共卫生响应：

在一批标识为甘油的产品中检出二甘醇。该产品是通过一家欧洲经销商出口至巴拿马的，在运输途中的某个地方，标签被错误改动。这一发现推动召回了 60 000 多种可能被二甘醇污染的药物，并在潜在暴露的消费者中广泛开展肾功能障碍筛查。截至 2007 年 4 月，已确诊 119 例，虽然进行了血液透析和支持治疗，仍有 78 人死亡（病死率 65.5%）。其中，最常见的死因是心脏骤停、休克和心律失常。[17]

要点：

• 遇到许多具有异常体征和症状的患者入院后，可能会监测到群体性疾病。

• 及时向公共卫生当局发出警报并报告，可以进行流行病学和毒理学研究，以确认暴发及其病因。

• 调查可能需要国际援助。

一旦信息被接收、审核和沟通，则完成步骤 1，进入步骤 2。图 3 描述了步骤 1 的主要内容。

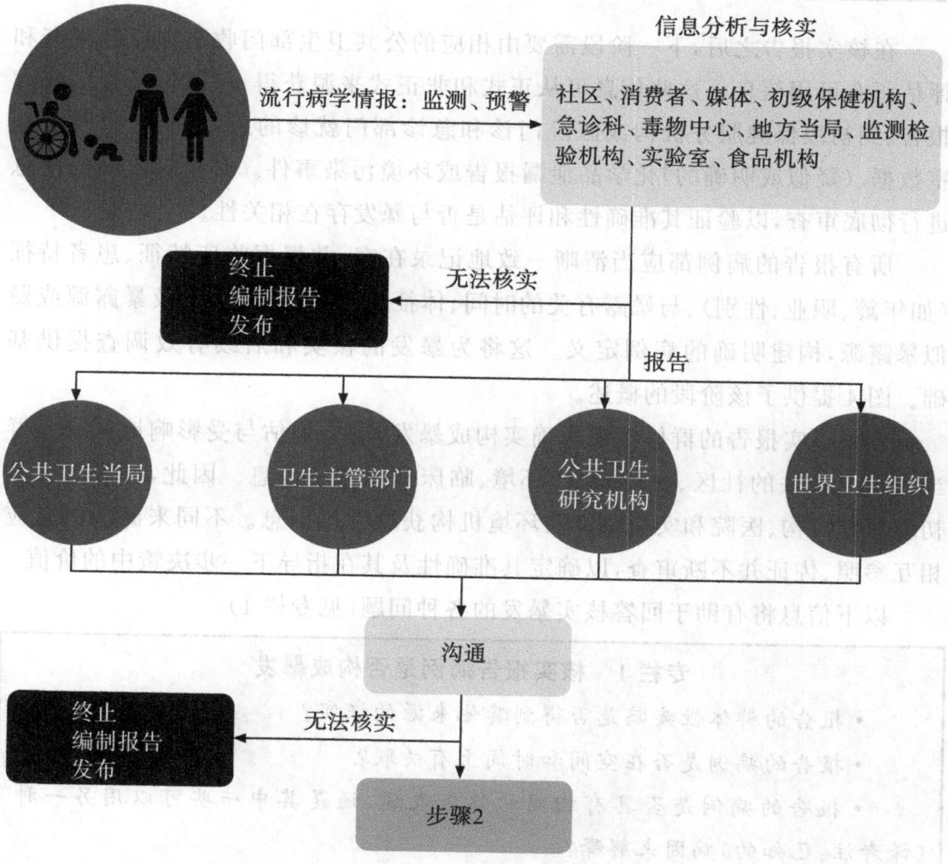

图 3　步骤 1：监测、预警和报告

1.3 步骤 2：信息收集和评估

目的：审查证据，核实或排除暴发。

步骤 2 关键信息
收集和整理信息；
审核；
评估；
暴发核实。

在核实报告之后，下一阶段需要由相应的公共卫生部门收集、整理、审查和评估所有可用信息。这些信息可从正式和非正式来源获得，可能包括社区疾病报告、到初级保健服务机构或医院门诊和急诊部门就诊的患者信息，以及实验室数据、（疑似或明确的）化学品泄漏报告或环境污染事件。必须对收到的信息进行彻底审查，以验证其准确性和评估是否与暴发存在相关性。

所有报告的病例都应当清晰一致地记录在案，并根据临床特征、患者特征（如年龄、职业、性别）、与暴露有关的时间、体征和症状的表现，以及暴露源或疑似暴露源，构建明确的病例定义。这将为暴发的核实和后续有效调查提供基础。图 4 提供了该阶段的概述。

若要核实报告的群体性疾病确实构成暴发，需要评估与受影响地区或人群当前状况相关的社区、流行病学、环境、临床和毒理学信息。因此，可能需要从初级保健机构、医院和实验室以及环境机构获取常规信息。不同来源的信息应相互参照、佐证并不断审查，以确定其准确性及其在指导下一步决策中的价值。

以下信息将有助于回答核实暴发的各种问题（见专栏 1）。

专栏 1　核实报告病例是否构成暴发

- 报告的群体性疾病是否得到其他来源的证实？
- 报告的病例是否在空间和时间上有关联？
- 报告的病例是否具有相同的临床表现，还是其中一些可以用另一种（译者注：已知的）病因来解释？
- 是否知道所报告病例的基线水平？
- 发病数量是否高于基线水平？

重要的举措是通过将观察到的病例数与期望的病例数进行比较[18,19]，看病例数是否超过当时人群的期望水平。在某些暴发情况下，病例数量的增加可能会显而易见，而在另一些情况下则不太明显，应将潜在暴露人群中的病例数量与适当的对照组进行比较。这种分析需要高质量的数据，进行这些分析的方法在流行病学经典文献中有描述。

如果初步评估表明存在暴发，则应继续进行步骤 3(见图 4)。如果评估表明没有暴发，则应记录并报告原因，结束调查。如果有新的信息被披露并需要进一步调查，则应对该结论进行重新审查。

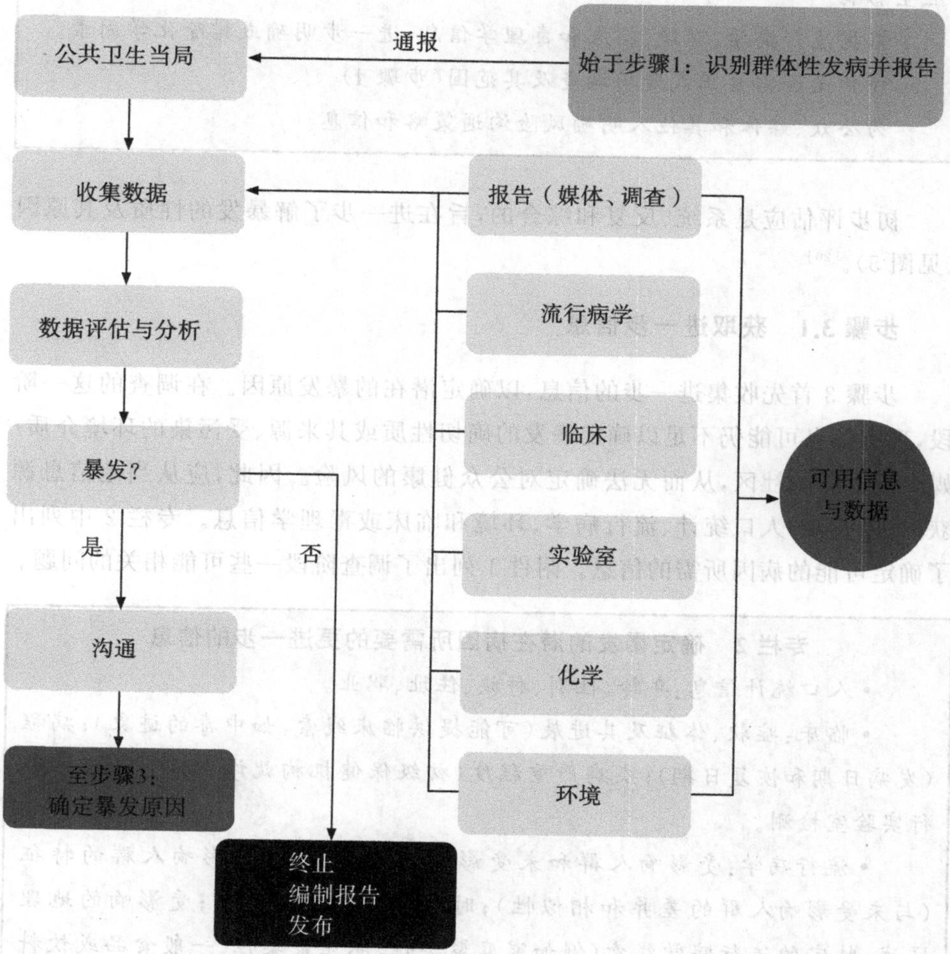

图 4　步骤 2：信息收集和评估

1.4 步骤3:病因初步调查

目的:在初步评估中确定暴发的可能原因,排除不可能或不可信的情况。

> 步骤3关键信息
>
> 初步描述暴发的性质和范围,确定待完善的信息和进一步调查的范围。
>
> 根据受影响人群中的病例数量以及疾病的概况和背景,评估暴发的公共卫生影响。
>
> 根据流行病学、环境、临床和毒理学信息,进一步明确或排除化学因素。
>
> 评估是否需要正式现场调查及其范围(步骤4)。
>
> 为公众、媒体和其他人明确风险沟通策略和信息。

初步评估应是系统、反复和综合的,旨在进一步了解暴发的性质及其原因(见图5)。[20]

步骤3.1 获取进一步信息

步骤3首先收集进一步的信息,以确定潜在的暴发原因。在调查的这一阶段,现有信息可能仍不足以确定暴发的确切性质或其来源、受污染的环境介质/媒介或暴露的社区,从而无法确定对公众健康的风险。因此,应从当地信息源获取进一步的人口统计、流行病学、环境和临床或毒理学信息。专栏2中列出了确定可能的病因所需的信息。附件1列出了调查阶段一些可能相关的问题。

> **专栏2 确定暴发的潜在病因所需要的更进一步的信息**
>
> • 人口统计信息:年龄、性别、种族、住址、职业。
>
> • 临床:症状、体征及其进展(可能提供临床线索,如中毒的迹象);病程(发病日期和恢复日期);疾病严重程度(初级保健机构就诊、住院、死亡);进行实验室检测。
>
> • 流行病学:受影响人群和未受影响人群的数量,受影响人群的特征(与未受影响人群的差异和相似性);时间分布(流行曲线);受影响的地理区域;特定的流行病学线索(例如家庭聚集性、职业聚集性、一般食品或饮料的消费)。

- 环境：暴发地点附近使用化学品，存在工业设施和其他工业活动，废物或垃圾填埋场，空气、水、土壤或食物污染的证据。
- 该地区既往的暴发：调查结果，包括生物和环境采样以及报告的细节。
- 审查各种环境和种群（包括动物种群）的发病率和死亡率趋势。
- 审查有关暴发和类似既往事件的可能原因的零星信息。

此类信息有助于增加对可能原因的理解，并为合理性评估和进一步调查提供指导（见图5）。

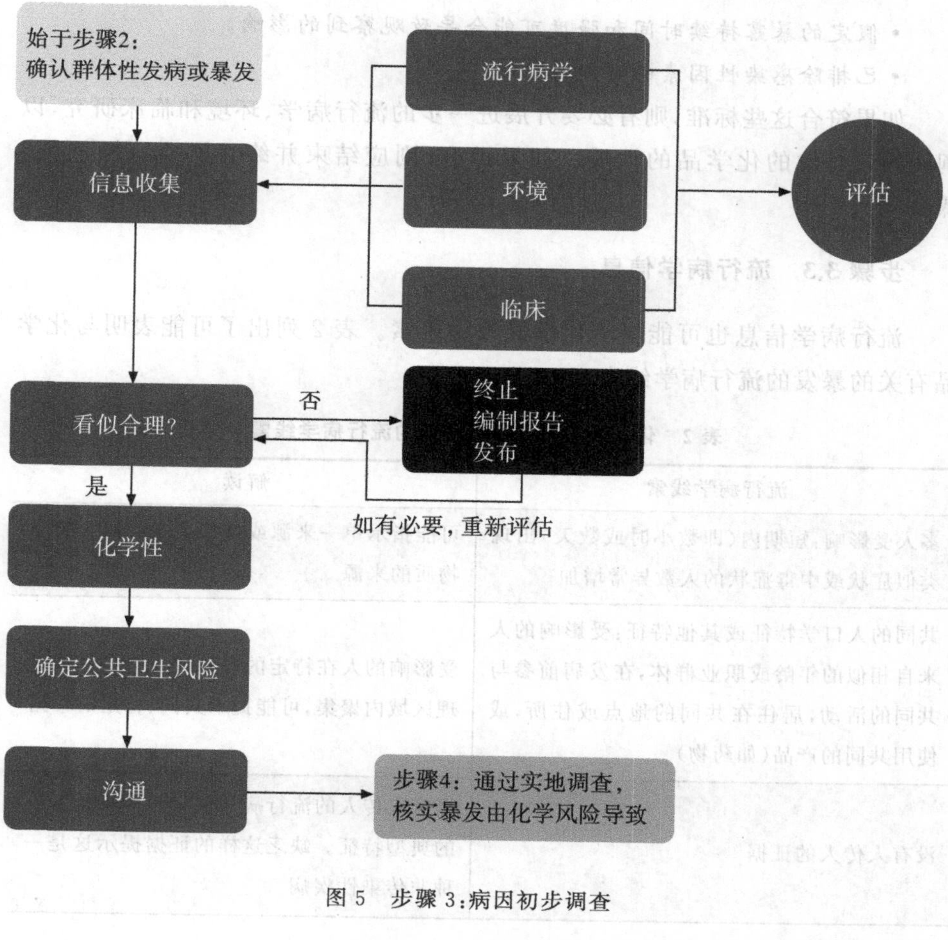

图5　步骤3：病因初步调查

步骤 3.2　确定合理性

上述信息可用于对所报告的暴发的合理性做出初步判断，并评估所报告的健康效应与一种或多种化学风险潜在暴露之间关联的证据强度。如果满足以下标准，则暴发是由化学品导致的假设将得到加强：

- 存在化学品泄漏的可能性。
- 存在环境污染的可能性。
- 存在导致社区暴露的环境途径。
- 报告的健康效应与疑似化学有害因素的毒性一致。
- 假定的暴露持续时间和强度可能会导致观察到的影响。
- 已排除感染性因素的可能性。

如果符合这些标准，则有必要开展进一步的流行病学、环境和临床研究，以阐明导致暴发的化学品的性质。如果没有，则应结束并终止调查，并进行步骤 5。

步骤 3.3　流行病学信息

流行病学信息也可能提示化学性致病因素。表 2 列出了可能表明与化学品有关的暴发的流行病学线索。

表 2　化学品相关暴发可能性的流行病学线索

流行病学线索	解读
多人受影响：短期内（即数小时或数天）出现类似症状或中毒症状的人数异常增加	可能指示单一来源或持续共同暴露于化学物质的来源
共同的人口学特征或其他特征：受影响的人来自相似的年龄或职业群体，在发病前参与共同的活动，居住在共同的地点或住所，或使用共同的产品（如药物）	受影响的人在特定的职业或社会群体或地理区域内聚集，可能提示共同、特定的暴露
没有人传人的证据	提示人传人的流行病学模式是传染病暴发的典型特征。缺乏这样的证据提示这是一种非传染性疾病

续表

流行病学线索	解读
地理位置：在特定地点出现疾病或病例，或在不同的地理位置出现类似疾病，或在特定地点出现不寻常的疾病(例如非沿海地区的海洋毒素中毒)	时间和空间联系的证据可能提示暴露于点源泄漏；在不同地点出现相似病例，或中毒发生地点的反常性，可能提示污染产品的分布
人群中的死亡方式：年轻健康人群中无法解释的死亡，特别是猝死	可能与毒物暴露及随后的吸收、分布至靶器官相吻合
其他生物的死亡方式：植物、鱼类或其他动物(哨点动物)中无法解释的异常死亡方式	此前未知的随后产生生态毒性的环境污染
疾病发生或发展的特殊模式	出现相似症状的急性(几分钟到几小时)和亚慢性(几天到几周)患者，提示可能存在化学性致病因素
发病及进展迅速	许多化学品都有潜伏期(暴露至出现临床表现)短的特点；毒性由代谢产物产生的，毒性发作可能会延迟
迟发性疾病	潜伏期(暴露至出现临床表现)可能很长，如致癌物；只有长期低剂量暴露后，临床表现才会显现
临床表现：症状和体征不同寻常；症状或体征与已知的中毒症状相一致；针对感染的诊断检测结果不明确或呈阴性；对常规抗感染治疗无效	出现异常体征和症状，或已知的中毒症状，且排除传染病的病例，提示是非传染性因素导致的暴发，可能是化学性因素导致的
环境特征：受污染介质(例如水或食物)的味道或外观改变；受污染介质出现异常或特殊的气味或变色；社区出现被丢弃的含有化学品的容器；消费品的重新分配	可能与食品和水的污染或掺假、故意秘密释放化学制剂或非法倾倒有毒化学品有关

注：改编自参考文献[16]～[21]。

表中列出的每条线索都不是化学因素导致的暴发独有的，然而，当将其与其他临床、流行病学和环境信息结合起来时，会强烈提示这种因素的存在。

流行病学研究将在步骤 4 中做进一步讨论，相关技术基础将在第 2 章中讨论。

步骤 3.4　环境信息和数据

这一步应确定暴露源、可能被污染的环境介质或媒介，以及面临风险的社区。这些信息可以通过现场调查和（或）从与当地从业者和居民讨论中获得。此类调查的范围可能包括检查房屋、受影响者的工作场所、垃圾场、水源、市场、工业设施和仓库。这些行动应在决定进行现场调查和环境监测或采样以揭示暴露的类型和程度之前进行（见步骤 4）。

该方法的基础是确定和描述暴露源、暴露途径和受影响者之间的合理关联，即暴露源与个人和社区暴露之间的途径（更多详情参见“2.3 环境调查”）。

暴露源头是污染物的，有特定的危险区域，并且与化学品的固有特性相关。例如，可疑化学品可能具有腐蚀性、刺激性、致敏性、急性毒性、致突变性、致癌性、对特定器官有毒或致畸性。[22]

环境途径是指个人或社区接触污染源的方式，包括空气、水、粉尘、土壤、消费品和食品。污染的环境途径指的是受影响者（人类以及动植物）通过各种途径接触到暴露源头，包括吸入、经口摄入和皮肤暴露（见表 3）。只有当暴露源、暴露途径和受影响者链条完整时，化学性致病因素才成立。

表 3　环境污染源、暴露途径和可能的受影响人群示例

暴露源	暴露途径	受影响人群
工业气体排放	空气（吸入）	下风向人群；敏感个体，包括患有气道阻塞性或气道功能受限性疾病的个体
采矿和研磨产生的粉尘，或车辆或工业排放的颗粒物	空气（吸入）；粉尘在物表、衣服、食物上沉积（经口摄入、皮肤暴露）	工人及家属，下风向人群，通勤者；敏感个体，包括患有气道阻塞性或气道功能受限性疾病的个体
工业废水	空气（吸入挥发性和可溶性气体）；土壤、水、食物（经口摄入；皮肤暴露，如洗澡和清洗）	从污染源获取供水的社区，受污染产品影响的消费者；敏感个体

续表

暴露源	暴露途径	受影响人群
容器溢出和泄漏	水(经口摄入);土壤(吸入、经口摄入和皮肤接触颗粒物,受污染的作物和牲畜);空气(吸入挥发性物质和气体)	工人以及居住在储存设施附近的居民;从污染源获取供水的社区,受污染产品影响的消费者;敏感个体
故意或秘密释放有毒化学品	空气(吸入);水(经口摄入);土壤(吸入、经口摄入和皮肤接触颗粒物,受污染的作物和牲畜);食物(经口摄入)	下风向社区(空气传播),使用受污染的食物和水的人;敏感个体
药物、食品或消费品中的成分或污染物	食物(经口摄入);水(经口摄入,皮肤接触);药物(经口摄入,注射,皮肤接触);消费品	服用药物者,使用化妆品者;食用受污染食物者;敏感个体

了解哪些人受到暴露,对于评估可行的"暴露源—暴露途径—受影响者"的关联的可能性很重要。这通常通过收集受影响者的环境史来完成。一种收集环境史信息的方法是使用辅助标记符"CH^2OPD^2",可用于社区、家庭、爱好、职业、个人、饮食和药物信息。[22]

来自环境采样和监测的信息(如果有)可能有助于识别或确认化学性源头的存在、被污染的介质和社区。然而,这些信息可能是有限的,要审慎考虑样品的采集方式、时间和地点,以确保具有代表性,并已由相应的经过认证的实验室进行分析,以便可以充分信任地解读这些信息。环境信息应与流行病学信息结合使用,以确定暴露的频率、持续时间和程度,从而进行暴露评估(见"2.3.5 暴露评估")。

案例研究2介绍了一次暴发,在该暴发中,化学物质暴露的来源通过了解病史和环境采样得到证实。

案例研究2 手工采矿

时间:2010年2月

地点:尼日利亚北部,扎姆法拉

背景:

扎姆法拉州是农业区,但随着黄金价格上涨,许多村民开始淘金。此后当地公共卫生官员报告,幼儿患病和死亡人数高于预期水平。无国界医生组织代表开展的流行病学研究显示，4个村庄有近300名病例，5岁以下儿童死亡率为48%。[24]随后的临床研究显示，这些病例表现为突然出现腹痛和(或)呕吐，以及伴有或不伴有发热的顽固性癫痫发作，有时进展迅速直至死亡；受影响的个体对常规抗感染治疗不敏感。调查者考虑了铅中毒的可能性，因为据观察，许多人从事小规模手工金矿开采，临床表现与铅暴露一致。

调查：

政府发起了一项调查，并召集了一个国际多学科、多机构小组，其中包括来自联邦和州卫生部、现场流行病学和实验室培训计划、美国疾病预防控制中心、世界卫生组织和无国界医生组织的专业人士。调查包括对住户进行横断面调查，分析儿童血液样品，分析水和土壤样品，包括使用X射线荧光法对当地土壤进行检测。

发现：

该地区的金矿存在铅污染，破碎厂对矿石进行干法破碎会产生大量的含铅粉尘，造成严重的环境污染进而导致社区暴露。环境检测证实，村庄和家庭住所的土壤和粉尘中铅含量很高，水源也受到污染。全血铅检测表明，在一些村庄，97%的儿童铅水平>45 μg/dL，需要后续开展螯合剂驱铅治疗。[25]

干预：

缓解风险的措施包括：修复一些受污染的村庄，提高公众对铅毒性的认识，鼓励采用更安全的采矿和矿石加工操作。[25]数百名儿童接受了几个疗程的螯合剂驱铅治疗。[26]随后有报道称，干预后儿童死亡率下降至2%以下，然而无国界医生组织注意到该地区自2011年5月以来全血铅呈升高趋势的报告，表明存在持续暴露。[27]

要点：

- 传染病无法解释的死亡率显著增加，提示暴发可能与化学品有关。
- 临床检查和仔细询问病史可能会提示病因。
- 环境检测和生物监测可以确认暴发的化学性原因及其来源。
- 风险缓解策略是保护包括易感人群在内的社区健康。

信息收集的下一个组成部分是临床和毒理学资料，包括在可能的情况下获得临床表现和(摄入)剂量估算的信息。

步骤 3.5　临床及毒理学资料

临床和毒理学资料可通过三种主要方式获得，即询问病史、临床检查和诊断检测。

询问病史

调查者通常可以通过病史来做出诊断。然而，在某些情况下，患者可能会出现意识模糊（例如昏迷）或意识障碍（例如谵妄）。因此，在时间和资源受限的情况下，调查者应该从尽可能多的来源搜集病史记录。潜在的信息来源包括患者、家庭成员、救援人员、同事、社区成员、目击者、公共卫生从业者和其他医疗保健专业人士。

在检测前发现可疑化学物质的概率会影响做出与化学物质有关的诊断的可能性。因此，任何与目标领域中可能存在或不存在化学品的相关背景资料都是有价值的。

如有可能，调查者应当为每一位受影响者完整记录病史。应确定易感因素，如呼吸道疾病。开放式提问更有利于得出详细的答案。为确保标准化，应考虑规划模块化的信息收集，尤其是在预计会有大量人员伤亡的情况下，或者以后基于法医学目的需要用到这些信息时。专栏 3 列举了相关问题。

专栏 3　记录病史：有助于诊断的相关问题

- 谁受到了影响？
- 怀疑哪些来源，如工作场所、消费品、日用化学品、食品？
- 随后是否有救援人员受到影响？
- 是否有什么可见的污染源？
- 是否也有动物受到影响？
- 潜在暴露时发生了什么事件？
- 出现了哪些症状，何时出现并报告？
- 哪些症状持续存在？
- 疑似暴露和出现症状之间的潜伏期是多少？
- 暴露时的位置在哪里？
- 是否有什么保护因素，如建筑物屏蔽或个人防护设备？
- 事件何时发生？
- 为什么当事人将其症状归因于可能的暴露？

- 还有多少人受到影响？
- 伤亡是否仅限于特定群体，如学龄前儿童？

临床检查

像病史一样，临床检查也应该有模块化的规划。如果患者生命垂危，则检查应符合国际复苏实践，包括快速初步检查以识别和纠正气道受损，确保自主呼吸和循环畅通，处置伤残并完成详细的复查。

如果患者病情稳定，或恢复稳定且意识清醒，就可以检查其体征。然而，毒理学中很少有真正具有病理特征的临床体征。表 4 列举了暴露于环境化学品中的典型临床特征。

暴露于某些环境化学品（或化学品类别）和毒物可能会导致一系列表现，称为毒效应谱。毒效应谱的识别需要综合各种信息，包括病史、检查中发现的临床特征和一切可用的试验结果。

表 4　暴露于环境化学品后的典型临床特征

	示例	临床特征
受污染的食物、饮料或药物	砷（饮用水中）	癌症、角化过度、肝脾肿大、神经系统疾病
	米酵菌酸（谷物发酵酒中）[28]	腹泻、呕吐、肌肉疼痛、嗜睡、低血压、心律失常、高热、潮式呼吸、昏迷、死亡
	二甘醇（药物中）[29]	呕吐、腹痛、嗜睡、昏迷、代谢性酸中毒、少尿、肾衰竭、脑神经麻痹、脑病
	黑麦麦角菌	神经精神症状、癫痫发作、血管痉挛、坏疽
	甲基汞（谷物中）	共济失调、耳聋、痴呆、构音障碍、反射亢进、感觉异常
	吡咯里西啶生物碱[30]	急性静脉栓塞性疾病、腹部不适、腹胀、少尿、胸腔积液、肝硬化
	亚硝酸钠（误用作食盐）[31]	头晕、乏力、腹部痉挛、呕吐、腹泻、低血压、发绀
	西班牙“毒油”（马德里，1981 年①）[32]	嗜酸性粒细胞增多、肺炎、肺动脉高压、硬皮病

续表

	示例	临床特征
有毒气体和有毒工业化学品	氯气（格拉尼特维尔，南卡罗莱纳州，美国，2005年）	急性呼吸窘迫综合征、支气管痉挛、咳嗽、呼吸困难、眼睛刺激、气管后疼痛
	一氧化碳	昏迷、意识模糊、锥体外系症状、神经精神症状
	二噁英（塞维索，意大利，1976年）	慢性淋巴细胞白血病、淋巴瘤、肉瘤
	硫化氢（自杀，如日本、美国）[33]	心律失常、支气管痉挛、意识模糊、咳嗽、腹泻、呼吸困难、眼睛刺激、神经系统症状
	异氰酸甲酯（博帕尔，印度，1984年）	支气管痉挛、支气管炎、外源性过敏性肺泡炎
化学战毒剂	氰化物	心律失常、昏迷、瞳孔固定散大、头痛、肺水肿、呼吸衰竭、呕吐
	神经毒剂（东京，1995年）	心动过缓、出汗、呼吸困难、流泪、括约肌失控、瞳孔缩小、肌束颤动、肌肉麻痹、呕吐、气喘
	糜烂性毒剂	结膜炎、水疱、皮炎、红斑
毒素	炭疽毒素	腹痛、胸痛、咳嗽、出汗、构音障碍、发热、乏力
	肉毒毒素	自主抗胆碱能症状（口干、体位性低血压、麻痹性肠梗阻）、延髓症状（吞咽困难、构音障碍、呼吸困难）、复视、瞳孔散大、上睑下垂、呼吸衰竭
	蓖麻毒素	腹痛、腹泻、低血容量、多器官衰竭、坏死性肺炎（吸入）、水肿

注：①可能是苯胺污染。

临床诊断检测

一般临床诊断检测可提供暴露于特定化学品对特定器官产生影响的证据，而非确定损伤原因。这类检测包括肝肾功能检测、全血计数、电解质检测和心电图检查。在这些检测中，中毒患者可能出现异常表现，结果应由具有相应资质的临床医生进行解读。更多信息见“2.4 临床和毒理学研究”部分。

在某些情况下，可能适合进行生物监测，以评估环境污染和皮肤暴露、摄入或吸入后化学品的吸收情况。生物监测包括检测可疑化学品、化学品的代谢产物、化学品的副产物或降解产物。可以对化学品进行定量、半定量或定性检测鉴别。如果需要进行法医分析，应获取全血、血清和尿液样品，并记录证据链。可以使用特定的调查来排除鉴别诊断，如传染性病因。

生物标志物是可以客观检测到，并作为正常生物或病理过程的指标以进行评估的生物学特征。它们可用于确定化学暴露是否导致细胞、组织或临床损伤（见图 6）。[34]这种检测有助于确定暴露途径和健康效应的特征，从而有助于确定暴发的来源和控制措施。毒理学研究中需要考虑的有用的生物标志物包括：

• 暴露生物标志物：检测污染物本身、代谢产物，或外源性物质与某些靶分子或细胞之间相互作用的产物。例如全血中的铅、摄入甲醇后血清中的甲酸盐、接触苯后尿液中的反-反式黏糠酸和苯巯基尿酸。

• 效应生物标志物：可检测的生化、生理、行为或其他改变，提示明确或可能的健康损害或疾病，如指示器官功能的生理标志物（如肝、肾、心或神经系统的影响）。

• 易感性生物标志物：机体对暴露于特定外源性物质时做出反应的（先天的和后天获得的）能力的指标。这些指标复杂且难以解释，更适合长期随访研究，如代谢酶、DNA 修复基因或细胞色素 P450 酶的遗传多态性。

图 6 说明了使用生物监测评估暴露和影响。

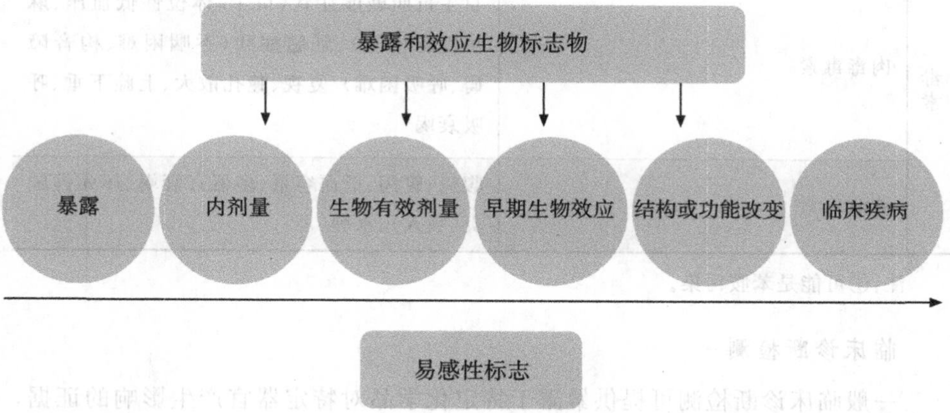

图 6　用于暴露和影响评估的连续人体生物学监测

资料来源：参考文献[35]。

生物标志物在暴露后的队列研究或病例对照研究中也很有用。建议公共卫生工作人员尽早参与决定暴露后研究设计。

评估对公众健康的风险

从上述来源收集的信息可用于确定暴发是否可能是化学性的,以及对公众健康的潜在影响。因此,应该进行风险评估,这将指导有关(处置方法、减轻受影响人群的后果、防止传播到其他地区和人群)讨论。[36] 参见“2.1 风险:评估、分级、管理和沟通”。

初步调查结果

如果初步评估不支持暴发与化学品有关,则编写简报,与同行和主要利益攸关方分享,并结束调查(步骤 5)。如果有更进一步的信息被披露,则可能要重启相关工作。

如果评估表明,相关信息与化学因素导致的暴发是一致的,并且对公众健康存在持续风险,则记录调查结果,且应开展现场调查(步骤 4)。

1.5 步骤 4:现场调查

目的:验证暴发是由于社区暴露于化学风险,并确定事件的规模。

就设备、人员和资源而言,实地调查可能是一项需要巨大成本的重大任务。因此,只有在认真考虑各项目标之后,并有明确的计划和准备以确保资源得到最佳利用,并最大限度地增加工作成功的机会,才能这样做。

步骤 4 关键信息

- 确定目标。
- 建立多学科小组。
- 现场调查的准备工作。
- 确保安全和安保措施。
- 收集、整理和分析流行病学、环境和临床信息。
- 沟通。
- 风险管理。
- 报告。

步骤4的要素如图7所示。

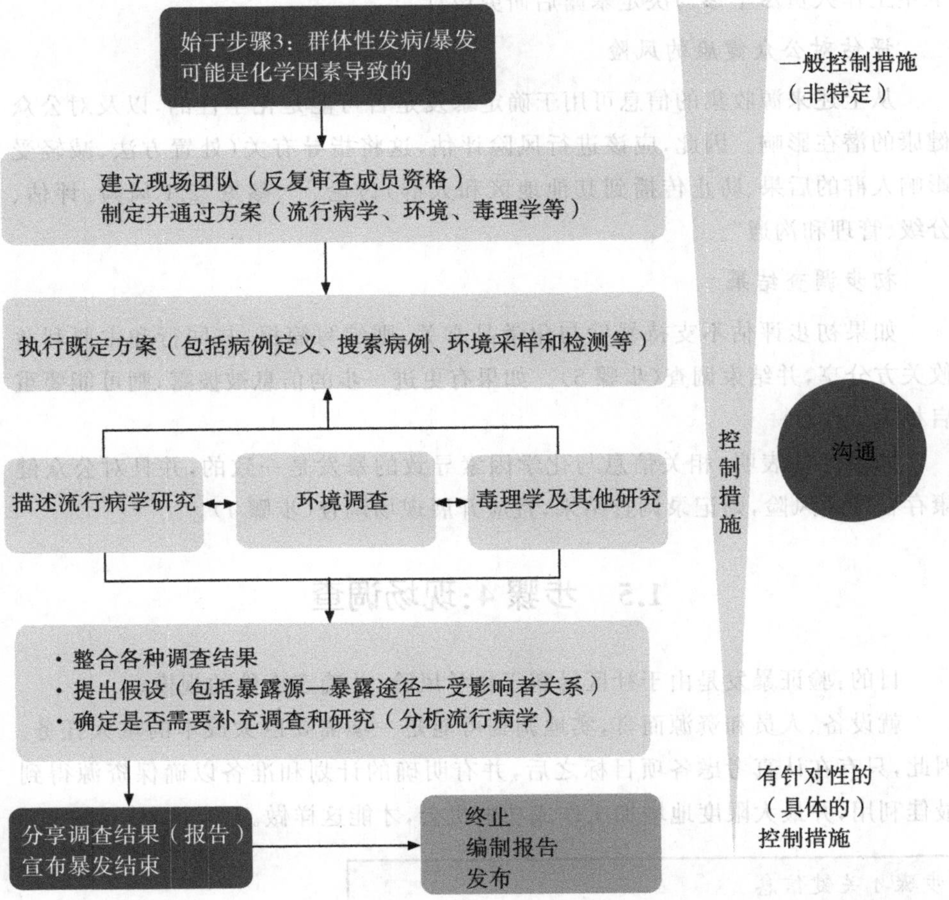

图7 步骤4：现场调查的关键组成部分

步骤4.1 准备工作

应明确规定现场调查的职能，以便确定调查的目的、目标、职责范围，以及不包括哪些内容（这同样重要）。必须确保人员的安全，并且必须按照既定的健康和安全规程进行现场调查。所有这些考量都应该纳入伦理研究的框架。附件2提供了在调查的这一阶段可能会用到的表格和调查表的示例，以及基本流行病学概念的说明。

目的

尽管每次现场调查都将反映步骤1～3的主要结果，但可能的目标是：

• 识别特定现场或地点的任何明显的污染源。

• 确认受影响者的暴露来源和环境途径。

• 确定病例定义并主动搜索病例。

• 确认临床诊断，必要时进行实验室确认。

• 通过适当的流行病学和环境调查，来识别和描述处于危险中的人群和可能的致病因素。

• 评估化学品暴露对公众健康的各种持续性的风险。

• 确定需要立即采取哪些干预措施，以保护暴露源—暴露途径—受影响者这一链条上的公众的健康。

• 与国家和国际机构（如相关）协调暴发调查和响应。

• 酌情与专业团体或组织、媒体和公众沟通。

为了实现这些目标，需要许多学科、机构和组织（可能是国际性的）的介入。暴发调查的这一阶段可能会需要以下学科：

行为科学	临床毒理学	工程科学
环境化学	环境健康学	环境公共卫生学
环境科学	流行病学	食品科学
地质学	健康和安全学	水文学
检验医学	职业医学	风险沟通学

团队的组成取决于具体的调查任务，必须及早谋划。团队的构成应当足够灵活，以适应暴发的各种变化，尤其是在未知疾病暴发中，当风险的性质、暴露的程度、严重性以及健康风险影响范围都不明确时。团队中要有会讲当地社区语言、熟悉当地文化和习俗的当地调查人员，这一点很重要。[37]

一旦明确了职责范围和准则，就应确定所需资源，包括住宿安排，以及人员携带必要设备前往现场的交通安排。设备可能包括用于采样、样品储存和样品转运的包装材料、当地地图、摄像机、通信设备、计算机和GPS设备。这些组成部分构成任务计划的基础（示例见附件3）。

根据暴发环境的可用资源，许多设备可能要从境外带入，如在有特殊要求的情况下所使用的特殊容器。

安全和安保

必须确保调查组以及受影响人群和邻近人群的安全。安全局势不是一成不变的，应定期审查安全和安保情况，以确定是否需要额外的资源和预防措施。调查组安全和安保的基本考虑是：

• 适当的疫苗接种和预防措施。

• 遵守健康和安全规程。

• 提供量身定制的符合当前形势的培训。

• 提供适当的个人防护设备。

• 关于当地安全问题的最新信息，并确认所有团队成员都知道必要的预防措施。

• 适合该地区的、满足需要的通信设备。

• 了解当地风俗习惯和文化礼仪。

更进一步的考虑因素在附件 4 中列出。

步骤 4.2　进行现场调查

化学因素导致的疾病暴发的现场调查必须考虑暴露来源、暴露途径和受影响者之间复杂的相互作用。在源头可能需要考虑不止一种化学风险，它们的毒理学效应如何相互作用，以及暴露的程度和持续时间。必须确定易感人群，如老年人、体弱者或患者和婴儿，任何已知的遗传易感性，以及更广泛的决定健康的社会因素，如文化、生活方式和社会经济地位。[19]所关注的风险的暴露可能发生于过去某一时点（即便症状和体征发生在当下），这将增加确定原因的难度。

现场调查可能必须快速进行，因为与化学品有关的疾病暴发往往是突发公共卫生事件，伴随着大量受伤、重症或病死，特别是在易感人群中。这种暴发将导致广泛的政治、媒体和公众的关注，因此，协调的流行病学、环境和临床毒理学研究作为风险缓解和沟通的基础至关重要（见图 8）。

流行病学、环境和临床毒理学研究是现场调查的基础，需要加以整合和协调，以确保采取整体方法，并使得对暴发中化学风险因素致病作用的理解达到最优化。事件的性质决定了开展这些调查的顺序。

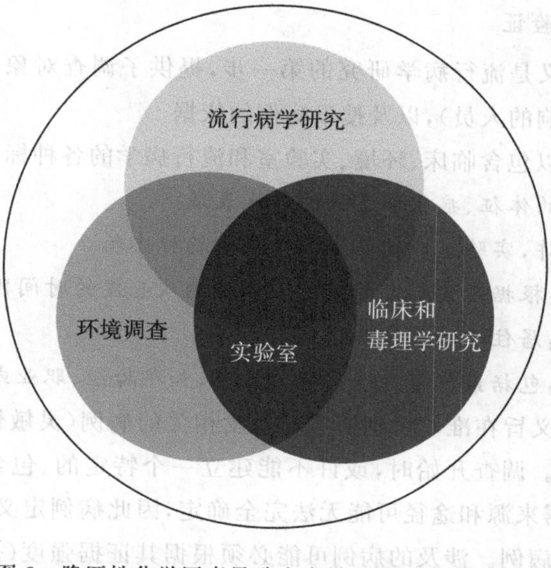

图 8　隐匿性化学因素导致疾病暴发调查的综合方法

步骤 4.3　描述流行病学研究

流行病学研究为现场调查的其他构成要素提供了基础，以组织进一步的降低暴露后风险的措施。其目的通常是提供对暴发的准确描述，识别和描述受影响的个体和人群，并确定可能的致病因素和暴露途径。流行病学研究的主要步骤是：

- 审查步骤 3 的发现（临床、毒理学和环境）并核实暴发。
- 为逐步的、符合逻辑的调查设计方案。
- 审查和确定病例定义和病例调查结果。
- 对数据的描述性研究。
- 识别和确认暴露来源与途径，提出假设。
- 决定是否需要进行分析流行病学研究。
- 有效控制措施和预防今后暴发的建议。
- 与其他学科、机构和组织联系，以确保综合、协调、高效的调查。
- 制定沟通策略。
- 传播调查结果。

由此，流行病学研究可以建立和验证病例定义，探讨三间分布，即时间、空间和个体信息（描述性研究），确定风险人群和提出假设。

病例定义和验证

确定病例定义是流行病学研究的第一步，提供了调查对象的入选标准(仅包括健康受到影响的人员)，以及搜索病例的依据。

病例定义可以包含临床、环境、实验室和流行病学的各种标准的组合：

• 达成共识的体征、症状和毒性的临床表现。

• 如条件允许，实验室检测暴露和效应生物标志物。

• 时间顺序：根据定义确定的病例可以被纳入暴发的时间段内。

• 地理位置：居住于潜在暴露区域。

• 人口统计：包括最有可能受影响的人群，如年龄组、职业或性别。

明确病例定义旨在准确识别所有与暴发相关的病例(灵敏性高)，排除无关病例(特异性高)。调查开始时，或许不能建立一个特定的、包含所有情况的病例定义，因为暴露来源和途径可能无法完全确定，因此病例定义必须宽泛，以确保搜索到所有的病例。涉及的病例可能必须根据其证据强度(是否暴露于疑似化学品，且是否具有相应临床特征)进行分类。随着暴发的进展，病例定义可能是动态的，且随着新信息的出现而不断完善。根据诊断是否明确，病例可以分为可疑、疑似、确诊。

• 可疑病例：临床特征与暴发一致，并考虑进行实验室诊断或其他调查(诊断)的人。

• 疑似病例：临床特征与暴发一致，且具有特定时间内受影响地区居留史的人；或具有相关临床特征，且经过分析与确诊病例存在流行病学关联的人。

• 确诊病例：临床特征与暴发一致，具有特定时间内受影响地区居留史，并经过实验室诊断或其他方式明确诊断的人。

有关病例定义的其他信息参见“2.2.3 病例定义”。

病例的搜索与调查

为了确定暴发的规模和高危人群的特征，应当通过细致的工作建立主动的病例搜索，包括鼓励当地医院、临床医生、毒物中心、实验室、工作场所和社区通报符合调查团队规定的定义的病例。现场团队成员可能必须在当地医院搜索入院记录(在完全符合当地信息管理法规的前提下)，并进行职业调查和入户调查。他们可能还必须审查监测和保健数据库(数据来源建议参见附件2)，可以通过大众媒体向公众寻求信息，注意尽量减少恐慌和焦虑，并防止大量患有不相关疾病或担心自己出现暴露(然而并没有证据支持)的人涌入。[38]

一旦发现病例，就要对个体、家庭和其他社会关系人进行全面、规范的访谈，以确保收集关键信息。表5列出了访谈病例（以及病例对照研究中的对照）要涵盖的方面。

表5　现场调查问卷涵盖的要点

信息	目的
识别信息：唯一性编号、姓名、地址、其他相关标识（注意：必须保护这些信息，以确保隐私和保密）	用于同样品关联，并描述地理聚集性
人口统计信息，如年龄、性别、民族、职业	描述暴发中病例的特征，并定义有患病风险的人群
临床信息：症状出现日期、病程、病情严重程度、住院情况、治疗措施、临床结局，如康复或死亡	描述临床过程和结局，并确定潜在的病因
风险因素暴露信息，如饮食暴露、职业暴露、环境风险因素、个人的危险因素	有助于确定暴发来源、暴露途径和原因
对病因和病例识别的自我认知	有助于提出假设

附件2提供了问卷设计的建议和模板。问卷应当获得实现描述流行病学研究这一目的所需的最少信息；应当使用本地语言，并由训练有素的、使用该语言的调查员进行操作。

应该将所有收集到的信息整理到一个数据库中，以生成病例列表；可能还要包含来自环境、毒理学和实验室研究以及其他相关来源的信息。附件2提供了基于病例的监测表格、每周发病率和死亡率的表格样式。

对病例进行彻底搜索并辅以全面访谈，将最大限度地减少偏倚，并确保调查和研究结果的准确性。

描述性研究

描述性研究包括收集三间分布（时间、空间和个体）的信息。

病例的时间分布

记录病例发生的时间可提供有关暴发进展的宝贵信息，并深入了解可能发生暴露的时间和地点。可以用图形绘制这些信息以生成流行曲线，曲线的形状可以提示暴发中涉及的暴露类型(参见附件2)。

如果在调查过程中,可疑化学品的理化和毒理学特性及其来源逐渐变得清晰,则需要细化病例定义,以排除那些不符合暴露与健康效应之间的时间关系的病例。某些化学品潜伏期(暴露到出现临床表现)可能很短,另外一些化学品的时间关联可能不明显且无法预测,如具有迟发效应的化学品。[37]

病例的地理分布

暴发的地理分布可以为暴露的来源和性质提供线索。位置信息最好以地图的形式显示和实现可视化,如 Spot 地图(说明特定对象的地理分布,如病例数量)和 Choropleth 地图(聚合变量,如人口密度、温度、降雨量或病例数量)。可以添加额外的信息层,如工业场地的位置和气象参数。可以使用付费或免费提供的地理信息系统(GIS)软件创建地图。如有必要,应征求专家建议,以确定合适的地理信息系统软件包,并在制图方面提供支持。

个体特征

暴发中病例的个体特征,如年龄、性别、种族和职业,有助于确定风险人群和具体暴露方式,还可以指示病例和非病例之间的异同点。调查者应根据其临床特征对病例进行描述,如症状、疾病严重程度和转归。

确定风险人群

风险人群指的是那些符合或可能符合(描述性研究结果所确定的)病例定义的人。有时,可能会从特殊调查中获得有关受影响人群的其他信息。[19]

风险人群并不总是同质的,特别是在影响多个人群的、地理分布广泛的暴发中。调查组还应意识到:模式可能发生转变,如扩散到相邻的地理区域或纳入新的年龄组,并应根据需要重新定义风险人群。风险人群的明确定义对于准确计算疾病发生的指标以及某些相关指标(例如比值或相对危险度)是必要的。现场流行病学中常用的比值信息参见附件2。

风险人群未知或定义不明确时,很难准确估计疾病风险,但是有助于对病例分布的描述形成假设。

提出假设

提出假设包含认真审查各种信息:描述流行病学研究发现的,以及其他来源的。[19]假设通常基于临床信息、病例定义、可能的暴露来源、可能涉及的风险和环境途径,还基于暴发的地理或社会环境,以及与受影响人群的访谈。[19,39]

假设必须基于流行病学、临床和环境调查及信息的合理性,并且足以解释大多数或所有病例的临床表现。调查者可能需要对信息进行反复的重新评估，并且应该将假设与既成事实进行比对。一旦建立起一个可行的假设，它就可以成为分析性研究的基础（参见“2.2.4 分析流行病学”）。

如果不可能提出一个合理的假设（译者注：指非化学性的），则不应忽视化学性致病因素的可能性；反之，应考虑其他可能的来源和途径，直到找到尽可能合适的解释或尽可能合理的可能性。最好的做法是记录所做的假设，并解释每个假设被拒绝的原因。

分析性研究

描述性研究的结果可能足以确定暴发的原因和暴露途径，并提示有针对性的有效控制措施。如果情况并非如此，则可能需要补充进行现场调查，包括分析性研究，可能需要进行分析流行病学研究的情况有[40]：

- 暴露来源—暴露途径—暴露者关系尚未完全阐明。
- 从描述流行病学研究中确定了许多应当进行验证的关于暴露来源和暴露途径的假设。
- 受制于资源、技术和操作的限制，需要进一步了解暴发的性质。
- （开展分析性研究）可能会获得更有效的数据。
- 团队达成共识：作为与环境和实验室研究进行协作调查的一部分，有必要进行分析流行病学研究。

本书中“2.2 流行病学研究”提供了包括分析性研究在内的更多流行病学研究信息。

步骤 4.4 环境调查

原则

现场环境调查环节旨在确定暴发的来源，明确并描述风险及其理化性质，以便阐明哪些环境介质可能受到污染。通过这种方式，后续的环境监测/检测可以针对特定介质，并为确定暴露的程度和持续时间提供依据。

环境调查应从实地勘察开始，其中可能包括对受影响者的住所和工作场所、垃圾场、水源、市场、工业设施和仓储设施的勘察。这些将为确定哪些环境信息是必要的，以及后续的方法和步骤奠定基础。

环境调查的主要目标是：

- 识别、评估并描述潜在的环境风险。

• 构建并定义现场模型，阐述合理的暴露来源—暴露途径—暴露者关系。

• 对已经识别的风险进行筛选和优先级排序，评估因暴露于已识别的风险而产生不良健康效应的可能性。

• 确定有效的公共卫生行动以控制暴发。

环境调查的步骤如下：

• 制定明确的计划和调查范围，并与流行病学、临床和毒理学研究相关联。

• 实地勘察，以构建并定义现场模型，并确认有关潜在风险的假设。

• 与指定的（经过认证的）实验室联系，就样品采集、转运和数据解读达成一致。

• 评估以确定暴露在何处以及如何发生，估算可疑化学品的环境浓度并确定可能暴露的人群。

• 与临床同行联系，以确保暴露者的生物监测工作的协同性。

• 整合环境调查与其他调查的结果，以确定暴发原因。

• 起草有关调查结果和结论、建议（包括是否需要进一步研究）的报告。

环境监测/检测

虽然存在微小差异，但环境监测与环境检测这两个术语往往被混用。检测通常是指对所调查的环境介质进行分散的、通常是独立的采样，而监测则是定期或连续采样。例如采集土壤样品进行实验室分析可称为环境检测，而对交通干道附近进行常规空气采样则被视为环境监测。

专栏 4 列出了在收集和分析环境数据之前需要考虑的一些因素。

专栏 4　环境监测/检测前应考虑的因素

• 为何有必要开展环境监测/检测？有无可用数据和信息？

• 应监测/检测哪些环境介质（例如空气、水、土壤、食物）？

• 需要监测/检测哪些风险？

• 如何开展监测/检测？

• 要在哪里采样？

• 应采集多少样品以确保其具有代表性？

• 要用到哪些方法和设备？是否需要校准和维护？

• 应如何采集和转运样品？

• 如何在受控情况下采集、储存和转运样品？

- 是否已确定经过认证的实验室？是否已安排转运和储存样品？
- 是否制定了质量控制规程？
- 是否考虑到现场调查小组成员的安全与健康？

根据调查重点，环境监测/检测需要不同的技术和设备。没有哪种技术或设备适用于所有环境介质或潜在风险的检测。是否要对空气（室内和室外）、水（包括饮用水和娱乐用水）、粉尘、土壤和植被进行监测/检测，取决于暴露的性质。有多种方法应用于不同的环境介质检测。例如地表水检测，可以使用便携式仪器，也可以采样后进行实验室分析。调查人员也可以使用生态学指标（如鱼类和无脊椎动物），以及遥感和卫星图像来评估环境质量（参见“2.3.4 环境检测”）。

检测的采样点或环境介质必须具有代表性，而且必须准确和精确。待分析的样品应收集在合适的容器中，准确标识，正确储存和转运（考虑预处理），并附有适当的说明文件。正确的程序可减少采样错误，或样品被（意外或故意）篡改的风险，并确保分析结果全程可控。

应确保使用准确、精密、有特异性的方法对样品进行分析，理想的情况下，允许采用高通量方法在短时间内处理多个样品。此外，实验室应当参加内部质量控制和外部质量评估并取得相应认证，以确保结果的可信性。数据应当由具有合格资质的人员与调查人员共同解读。有关实验室在暴发调查中的更多作用参见“2.5 实验室分析”。

既有数据

各种既有数据可能有助于确定污染物暴露和排放的背景值。如果风险来自特定点源（如工业设施），则可能会有排放数据或记录，有助于识别环境风险。如果该行业需要满足监管要求，则很可能获得可用的此类数据。此外，许多国家的环境机构和地方管理部门出于监管目的而定期收集此类数据。其他来源的环境数据包括动态环境监测网络中的环境空气数据、工业或主干道等污染源周边的数据。尽管此类监测网络可以提供有关污染的背景值，但很可能不在调查区域或暴露源附近，或不包含关注的污染物。

土壤、沉积物和植被可能会揭示既往暴露。空气和水中的污染物往往会在释放后迅速扩散和稀释，而土壤和植被则会捕集污染物，并提示既往乃至当前的暴露。例如，意大利塞维索一家化工厂意外泄漏大量二噁英后，调查者利用主导风向下风向土壤中二噁英污染程度和水平来确定暴露最严重的人群。随后对这些受影响地区人群血浆中二噁英水平的分析表明，身体负担与环境污染水平密切相关。[41]

暴露估计

如果无法进行采样检测，可以间接估计暴露水平。常见的做法是用与可疑暴露源接近的污染源作为替代。然而这没有考虑到气象条件的影响，或者污染物在环境中的迁移。同时，暴露区域可能在泄漏点几千米之外，导致是否暴露分类错误，以及可能混杂来自其他污染源的暴露，不同区域的暴露情况差异可能很大(甚至根本不存在暴露)。[42]

另一种方法是用计算机模型预测暴露水平。大气扩散模型是一种应用广泛的管理工业污染源大气排放的方法，许多商用的模型可以用于预测工业排放源周边极端情况的地面浓度(短期和长期)。预测水和土壤中化学物质的迁移也可以用类似的模型。但是，任何模型的准确性都取决于输入数据的质量。

现场调查人员可以使用一系列技术，包括进入现场(勘察)、工业的记录、检测，甚至计算机模型。“2.3 环境调查”提供了更多现场调查组织工作的信息，包括实地勘察和环境检测。

如果怀疑是食源性暴露，采样检测可遵循世界卫生组织的指南。[43]

案例研究 3 给出了综合临床、流行病学和环境调查的现场暴发调查示例。

案例研究 3　食物污染后的溴化物中毒

地区：安哥拉，卢安达

时间：2007 年 11 月

背景：

卡瓜科市不明原因疾病暴发，450 人发病，初步评估提示存在化学致病因素，在随后的全面现场调查中得到确认。

流行病学研究：

描述流行病学研究和病例对照研究表明：病例多为幼儿和妇女，具有家庭聚集性(但并非所有家庭成员都受累及)。调查(包括发病曲线)提示食物中毒而非传染病。

现场勘查：

现场勘查表明，受影响地区存在一些危险化学品，包括石化工业废物、过期药物和其他工业化学品。在一个垃圾场发现了一些标识为溴化钠的空包装，这提示了一个假设，且与临床和流行病学研究结果提出的假设一致。

环境调查：

对受影响地区社区居民进行走访，以确定潜在暴露源（采水点、水处理场所、危险废物场所），并开展现场调查。根据流行病学研究结果，采集了食品、水、土壤、药物和传统药物等环境样品。

临床及毒理学研究：

临床检查发现严重的中枢神经系统体征和症状，包括共济失调、定向障碍、记忆力丧失和口齿不清。临床资料表明，这些症状不太可能是由传染性或心理原因导致的。

毒理学研究以临床发现作为指引。针对已知的中枢神经系统抑制剂（如长效苯二氮䓬类、有机溶剂、γ-羟基丁酸酯）对血样、尿样进行检测，但没有发现明显升高。随后发现血清中溴化物水平显著升高。后续环境样品检测发现一些食盐样品溴化钠含量超过80%，对病例进行访谈发现食盐是从一个流动摊贩处购买的。

结论：

临床特征、食盐掺假证据以及血液中检出溴化物：这些都表明这些病例是由于溴化物亚急性中毒导致的。

要点：

- 流行病学、环境、临床与毒理学研究是相辅相成的，生物和环境样品的实验室分析提供支持。
- 现场走访可提供暴发病因的进一步证据。
- 整合不同的调查链条可以识别致病因素和暴露途径。

收集、整理和分析了环境数据，并确定了潜在暴露人群后，就可以确定暴露个体，并检查潜在病例，以确定暴露剂量。

步骤4.5 临床和毒理学研究

临床和毒理学研究的主要内容和作用如下：

- 联系毒物中心、医院急诊科、临床医生、社区卫生服务、法医和病理学家，以尽可能全面地了解病例。
- 审查可用的临床信息。
- 在受影响者中选择有代表性的个体，开展临床检查。

• 记录体征和症状，并描述是否与特定毒物相吻合。

• 确定适用的临床研究，包括开展生物监测的生物样品。

• 解释临床数据，做出诊断。

• 落实临床处置，包括监测、支持性对症治疗、药物干预（包括解毒剂）和长期随访。

• 与其他现场调查组成员保持沟通。

• 交流、传播调查结果。

由此获得的信息有助于深入了解暴发的病因，也可以为流行病学和环境调查提供信息，这也说明了综合方法的重要性。有关临床和毒理学研究原则的更多信息参见“2.4 临床和毒理学研究”部分。

然而，有时来源或环境途径无法识别，或者临床表现与已知的环境风险不相符。这种情况下可以考虑群体性心因性疾病。

步骤 4.6　群体性心因性疾病

主观认为自己暴露于生物或化学因素，可能会导致医学上无法解释的疾病发作，称之为群体性心因性疾病、集体性社会源性疾病或群体性癔病，包括在群体或环境中快速传播的、医学上无法解释的体征和症状，受影响者将其误认为严重躯体疾病的表现。

令人惊讶的是，群体性心因性疾病普遍多发。英格兰针对报告出现群体症状的、表现为化学性质的事件所做的抽样调查显示，其中有 1/6 并没有发现化学暴露。[45]

群体性心因性疾病属于排除性诊断，只有在进行了各种适当的调查、且没有客观证据支持暴发确实存在的情况下才能做出。快速识别群体性心因性疾病有助于实施干预和减少其传播。群体性心因性疾病的共同特征如下[46,47]：

• 症状没有明显的器质性改变作为支持。

• 大部分症状是一过性的和良性的，如头痛、头晕、乏力、晕厥。

• 快速发病和好转。

• 暴发出现在一个明确的群体或有同质性的个体中。

• 受影响的群体可能已经处于某种形式的心理应激之下。

• 这些症状可能由真实的或主观感受到的气体/气味导致。

• 指示病例相对地位较高（如年纪大的学生），症状扩散至地位较低或年纪较小者。

- 症状可以通过视觉在人群中传播。
- 女性比男性更易受到影响(译者注:女性相比男性更容易受到心理暗示的影响)。
- 暴发可以通过谣言或媒体报道传播。

此类事件的处理方式想让受影响者满意是很困难的,最好通过协调涉及各种利益攸关方和专家(例如公共卫生、环境卫生和临床、行为科学、心理学和传播学专家)的公共卫生应对措施来处理。最佳方法尚不明确,但建议识别与应激相关的刺激(例如媒体不实报道或建筑物中的气味),并进行干预以减少其影响。在没有证据表明存在污染之前,可以关闭事件发生的现场(如学校或工作场所)。在回应诉求、确保不开展不适当或不可理喻的检测的同时,适当开展调查也未尝不可。

一旦获得临床毒理学和其他临床数据,就必须慎重和善解人意地传达信息。最好避免暗示"没问题"或该事件纯粹是心理原因或社会原因,因为这会让人们觉得自己的经历是一场误会,并可能促使他们通过保持疾病状态来证明某些事情的确不对劲(译者注:或许是主观故意的,也或许是潜意识的,目的是证明结论有误,而并非自己在撒谎)。如果调查人员确定这些症状没有器质性基础,他们应该强调不存在毒物污染、感染,或躯体症状好转的好消息;同时强调在医学上无法解释的症状在全世界都很普遍,这些症状是非致命的,而且大多数人会迅速好转并继续过着舒适安逸的生活。[46,48]案例研究4介绍了一个群体性心因性疾病案例。

案例研究4 学校的群体性心因性疾病

地点:美国田纳西州瓦伦郡

时间:1998年11月

背景:

一所学校的高中老师注意到"汽油味"并主诉头痛、恶心、呼吸困难和眩晕。她的学生很快报告了类似症状,教室里的人员被疏散。随着越来越多的学生开始报告症状,全校通过启动火警进行疏散。大批急救人员赶到现场,救护车将指示病例和多名学生送到医院。自行就诊的另外100人(学生、工作人员和一名家属)中有38人被留观。学校关闭两天,未发现任何可疑情况,随后重新开放,然而又有71人报告其他症状,学校再次疏散,多人紧急就医。

调查：

采集受影响者的血样、尿样，深入环境调查，包括航拍以确定周围污染源、勘察地下洞室、评估学校的管道和建筑结构，以及对空气、水、废弃物和表面擦拭物进行分析，对各种可能的污染物进行检测。对指示教师和她的班级以及随机选择的其他班级的学生进行问卷调查。

群体性心因性疾病的指标：

血样、尿样检测结果未见明显异常，环境检测也未发现明确病因。虽然报告了各种症状，但都是主观的。例如，超过25%的人报告发热，但只有1人体温升高。症状在离校或吸氧后迅速缓解。没有明确的暴露方式，因为不同送风系统的建筑物中都有学生受影响。调查问卷显示症状的危险因素包括：女性，暴发期间看到了其他患者，获悉同学生病，感觉到异味（不同人对味道的描述不一致）。

影响：

此事件导致12个政府机构、8个实验室和7个咨询小组参与，估计导致18 000人・天的工时损失，并且消耗3 000人・小时的工时用于调查，耗费了大量医疗服务。虽未对学生和工作人员进行心理影响评估，但推定也是巨大的。事件发生一个月后，当地媒体仍在持续报道可能存在暴露，以及造谣政府无能和隐瞒真相。

要点：

- 群体性心因性疾病可能会成为棘手的重大事件。
- 群体性心因性疾病的“异常信号”可能会被早期发现，包括病例分布异常、症状迅速缓解以及没有明确暴露。
- 应急响应人员的过度干预和紧张的环境调查可能会增加焦虑。当怀疑存在群体性心因性疾病时，应将事件降级，并向社区提供保证。

资料来源：参考文献[49]。

步骤4.7 沟通

社区成员口述经历有助于全面了解暴发，提高社区成员的应对能力，并表明调查团队重视他们的看法和经历。[8]社区参与调查设计，有利于树立他们对行动和结果的信心。[10]更多信息参见“2.1.3 风险和危机沟通”。

获得的信息一旦征得同意，必须定期召开团队会议，通报并更新情况，还要定期与公众和媒体沟通。更多现场调查中沟通和报告的资料参见附件5。

步骤4.8　控制措施:风险管理

获得有关暴发性质、危险因素和公共卫生影响的全面信息后,调查人员应当确定与暴露相关的风险是否可以消除、降低或可接受(风险管理)。应基于对暴露源性质、暴露途径和暴露者的了解,并基于务实、实用、可行的方法做出决定。由此引出的干预措施可能包括监管和非监管、政策、经济、咨询和技术层面的考虑,以及综合性措施。专栏5给出了暴露源、暴露途径和暴露者干预措施的例子。

专栏5　风险管理的考虑

暴露源:

- 通过环境整治或召回/更换(受污染的)产品来消除风险。
- 从源头阻止或预防风险,如堵塞泄漏、关闭工业设施。
- 将有风险的行为/活动告知公众,如停止导致化学品泄漏的行为,或停止食用受污染土地上的食品。
- 改善工作场所职业健康条件。
- 规划和实施可持续的长效措施,以避免再次发生,如政策、立法、监管、执法;采用更安全的化学品替代化学危险品。

暴露途径:

- 加强仓储或工厂的现场安全,以防止危险化学品暴露。
- 增加与污染源间的距离(如案例2中,说服人们将研磨矿砂作业转移到村外)。
- 提供清洁卫生的水,替换掉受污染的食物。
- 水果和蔬菜要清洗削皮。
- 使用个人防护用品。
- 公众教育(如案例2)。

暴露者:

- 建立针对化学品暴露对公众健康潜在影响的监测系统。
- 为受影响人群提供安全、有效的医疗服务。
- 及时、公开、透明的风险和危机沟通。
- 通过教育和有效的风险和危机沟通,来改变对风险的态度。
- 及时有效的干预。

成功的风险管理取决于公众对风险的认知和风险沟通的有效性。不同的人对风险的认知不同，这取决于受到不良影响的概率、受影响者本人、是否知悉不良影响、不良影响的广泛性及恐怖程度，以及个人是否甘愿承担风险。一般认为公众对风险可接受性的认知是动态的，但通常是朝着进一步降低风险的方向发展。[50]

有时候要做出决定接受风险，通常是在风险对社区和个人造成的影响与接受风险带来的社会的、政治的和经济的利益之间取得平衡。[34]比如，如果风险-效益分析表明，不良健康效应的可能性很小，并且缓解或消除的经济和社会成本很高，社区可能会选择接受风险。对于如何进行风险-效益分析以及其在风险管理结论中的权重，研究者有不同的意见。对这些问题，本手册不再赘述，请咨询专家和查阅相关参考书。

风险评估的更多内容参见“2.1.2 风险分析”。

1.6 步骤5:完成调查

目的:结束调查并审视暴发应对措施。

经过步骤1～3的调查，若发现暴发不太可能是化学因素导致的，就可以结束调查。应当撰写报告，对数据、得出的结论和建议进行审查、分析，并说明如果发现进一步证据，将启动新的调查。

如果进行了全面的现场调查（至步骤4），则在确定暴发原因和来源，并实施控制措施后得出结论。牵头的卫生机构、暴发控制团队、负责的卫生部门和其他利益攸关方应正式决定暴发何时结束，并就此公开发布信息；还应该发布声明:尽管事件已经解决，但仍可能有残留的风险。

完成调查时，最好与所有利益攸关方共同审查整个暴发的调查和应对，明确教训和流程，以减少再次发生的可能性。事件审查的要点包括：

- 评估控制措施的有效性（持续监测）。
- 部署对暴发应对措施的全面评估（参见附件5）。
- 详细梳理汇报，以明确哪些措施进展顺利或不顺利。
- 确定中长期防控战略措施，并向有关部门提出明确建议。
- 明确资源、技术支持和培训要求（包括指导方针），以提高复原力，并优化未来的暴发应对措施。
- 评估是否需要进一步研究来解决悬而未决的问题。

调查结束后几周，团队应准备任务报告草案，并最终提供暴发的详细报告。暴发调查报告参考模板见附件 5。

图 9 说明了暴发结束后要开展的主要工作。

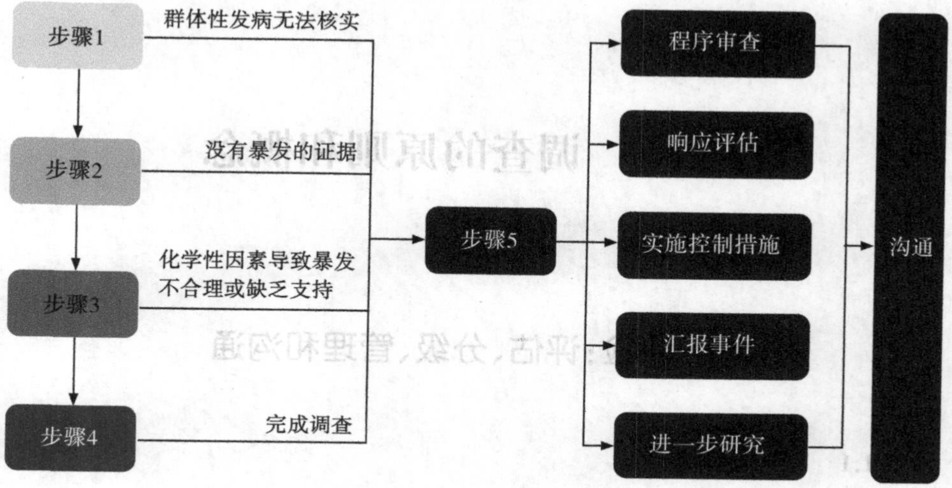

图 9　步骤 5：事件构成的关键要素

第 2 章　调查的原则和概念

2.1　风险：评估、分级、管理和沟通

2.1.1　概述

事件发生前的风险评估、分级和缓解，可以为规划和应对风险提供参考，并为后续的联合调查提供信息。这些活动包括盘点危险化学品的地点和场所、运输路线和废物倾倒设施，绘制可能的暴露路线图，并确定潜在的脆弱社区。事先收集这些信息，还将有助于设计（可根据需要进行调整的）定制化和标准化的信息收集表格。

此外，有可能去调查（报告出来的）暴发的工作人员必须了解其职责，并接受相应的环境科学、环境公共卫生、毒理学和流行病学方面的培训，以明确暴露的公共卫生影响。理解风险及其概念至关重要：能够以清晰、简洁、坦诚、及时、透明的方式评估和公开传达风险。

对资源、过程和程序的要求可能比较多，应当采用多学科、多机构的方法。可以在组织事故处置体系（包括在适当情况下启动应急行动中心）方面进行演练，利用审查、监测和评估的结果来改进协同和响应。

应根据风险评估结果制定风险和危机沟通策略，并根据不同的事件进行后续处置。

2.1.2　风险分析和评估

风险分析和评估包括社区所面临的风险及其管理，是调查化学因素暴发的

核心组成部分。

风险评估

风险评估包括确定化学物质环境暴露对人群健康可能的影响，其定义为：评估特定目标生物体、系统或（亚）种群的风险的过程，包括暴露于特定致病因素后，结合所关注的风险因素的特征、具体目标的特性，识别由此导致的不确定性。[1]

这是一个反复的过程，用于评估暴露于环境化学品所造成的已知或潜在的不良健康效应。主要有以下四个步骤：

（1）问题描述，要考虑风险评估的目的、分析的范围和深度，以及分析方法和所需资源，定义问题和预期结果。

（2）危害识别，识别与环境化学品相关的不良健康效应。如果有条件，应采用基于人类研究的数据。否则应采用来自实验动物研究、体外试验和构效关系的数据。

（3）危害描述，包括定性和（或）定量评估与环境化学品相关的不良影响，以描述不同暴露水平下可能的健康后果。

（4）风险描述，通常是对暴露剂量的定量描述（与基于健康的最佳指导水平进行比较）。估计暴露剂量并与指导水平进行比较，作为风险评估的基础。

关于暴露于环境化学品的风险评估的更多信息，可参阅参考文献。[37]

风险管理

在风险管理环节，对保护公众健康的措施进行评估。风险管理的实例包括：对向河流和大气排污的行为进行规范，要求化工厂与社区保持最小距离，以及对污染场地进行修复。[51]

风险管理是复杂的，受到不同学科和背景的考量因素的影响。

• 科学：毒理学和暴露等证据为估计可能的公共卫生影响提供了基础。

• 经济：必须权衡干预的公共卫生效益与成本。

• 政策、立法和监管：缓解风险的措施受法律框架约束。

• 政治：政府的优先事项（译者注：指政府可能有更重要的考虑，或许会对风险管理造成影响）。

• 技术：在现有知识的基础上降低公共卫生风险的可行性。

• 社会：易感性取决于多种因素，包括社会经济地位、文化和社会行为、生活方式和遗传倾向。[51]

2.1.3 风险和危机沟通

在各种暴发情况下，沟通方面的专业知识是必不可少的。高效、有效的沟通有助于提高社区对指令的理解和依从性，这反过来又对保护措施有益，从而可降低事件对健康的影响，减少社会的担忧，降低破坏程度。信息必须对目标受众有针对性，且解决当前问题，而社区对已知风险的反应取决于他们对风险的认知以及对风险管理过程的信心，而不是对风险的定量评估。[34]社区人群的认知和信心的生成与维持在很大程度上依靠有效的风险和危机沟通。

风险沟通是指个人、团体和机构之间进行的信息和意见的互动交流：就可能发生的事故场景、保护行动和公众参与，在事故发生前的化学品生产、使用或储存的设施的选址以及许可阶段。

危机沟通是指在事件过程中，就实际的风险及相应的降低风险的行为和措施进行沟通。[4]

完善的风险沟通计划有助于开放沟通渠道，建立信任，从而为有效的危机沟通奠定基础。有效的风险和危机沟通的重要特征：迅速、开放、透明、接受不确定性、专家之间讨论数据差异和存在分歧的领域，以及沟通的连续性。[52]

建立沟通计划的风险和危机沟通往往会更加顺畅且高效，即便没有计划，沟通仍有可能发挥作用。应在暴发控制团队内部以及现场团队、利益攸关方、媒体和公众之间迅速建立并优化沟通渠道。表 6 列出了避免沟通出现问题的措施（不同的受众、环境或背景）。

表 6　成功的风险沟通措施

问题	缓解措施
信息	避免过于专业的分析和信息：对公众而言，这在很大程度上是难以理解的，而且会给人一种不接地气的感觉。确保信息在一定程度上具有可读性和通俗易懂，以确保所有公众都能理解。避免传播相互矛盾的风险估计，且在适当时机承认存在不确定性。应记住：概率和数字化的风险估计通常难以理解。描述要采取的行动时，要说明为何这些行动可以保护健康，以提高认可度[52]

续表

问题	缓解措施
暴露源	不能让专家之间的分歧对公众接受信息产生负面影响。披露风险评估中的各种局限性，并承认各种不确定性。意识到公众忧虑什么、在乎什么、他们的误解和观点，并在沟通时予以考虑。防止官僚干预坦诚、透明的信息表达。证明应对者、受影响人群和其他利益攸关方正在共同努力降低健康风险，以提振信心[53]
媒体	干预并尽量减少那些耸人听闻、以偏概全或歪曲信息的有倾向性和有偏见的媒体报道
受众	如果个人和公众对风险的看法不准确，要进行干预。解决社区对科学的确定性的各种需求。教育并授权公众做出降低暴露风险的决定

有效的沟通提高了公众的应对能力，有利于公众参与迅速控制暴发，从而降低(本就可以避免的)发病率和死亡率。与公众沟通的重要原则概述如下[10]：

• 明确沟通是职责的一部分，并学习其基本原则。

• 尽快告诉所有可能受影响的人发生了什么，特别是那些最接近暴发或泄漏源头的人。

• 确保人们理解所表达的内容及其含义。

• 让受影响者代表参与讨论调查的设计、实施和解读，以确保他们的要求和关注得到考虑，并促进沟通。

• 及时、坦诚地承认不确定性，尊重公众关注的问题，即使这些问题并不科学(译者注：指不能忽略公众的错误认知，而应当进行解释和引导)。

• 确保沟通及时可靠，即便是没什么新消息要说，也不能让人们觉得被遗忘，这很重要。

• 明确公众想要知道什么以及需要他们知道什么，一并提供。

• 预料到沟通会出现错误。定期向受影响群体代表征求反馈意见，尽快识别并纠正各种错误。

与媒体的有效沟通可以使公众对调查团队和公共卫生部门的能力建立信心，并提供沟通风险管理措施的渠道，是暴发调查和处置的重要组成部分。此外，媒体还可以为调查团队提供更多与暴发有关的信息。[50]

有效的媒体传播的原则和技巧，本手册不再赘述，请咨询相关专家并参阅有关的国际、国家和地方指南。附件 6 提供了一些识别和传达风险的工作表、指南和清单示例，以及一些重要利益攸关方的示例。

2.2 流行病学研究

2.2.1 概述

流行病学研究旨在描述事件的特征，确定风险人群，确定暴露原因、来源和途径。研究结果用于明确和监测风险因素，并采取适当、有效的预防和控制措施。本节概述了可用于调查疑似化学原因导致疾病暴发的流行病学工具和方法。尽管描述性研究和分析性研究通常是独立的，但在综合调查框架中与其他行动一同开展。

2.2.2 描述流行病学

描述流行病学旨在根据三间分布（时间、地点和个人特征），清晰地描述暴发相关病例。通过分析暴露和健康效应的数据，探讨不同暴露组健康结局的差异。这些发现可能足以在因果推断水平上确定暴发原因。即使并非如此，这些研究起码为分析流行病学研究的规划和执行提供了信息。

描述流行病学研究的主要步骤是：

- 确定研究所需的最少信息。
- 讨论制定病例定义，并在必要时对其进行细化。
- 商定搜索病例的方法。
- 编制登记表，汇总早期病例报告。
- 使用标准化问卷对早期病例进行深入访谈，以确定各种常见的危险因素。
- 审查收集的数据，描述三间分布。
- 识别并描述风险人群。
- 对比描述结果与已经明确的事实，据此提出初步假设（例如，调查某种疑似化学性致病因素的合理性）。

步骤 4.3 介绍了描述流行病学在调查中的实际作用。

2.2.3 病例定义

步骤 4.3 描述了建立病例定义的重要性，及其在进一步了解暴发原因方面的作用。如前所述，根据诊断的明确程度，可以将病例分为可疑病例、疑似病例或确诊病例。在调查早期阶段，大部分病例可能被归为疑似病例或可疑病例，随着调查深入，越来越多的病例或许会符合确诊病例的标准。制定病例定义时要考虑的要点包括[19]：

• 病例定义不应包含与病因假设相关的指标，因为这样一来，随后的流行病学研究就不能对这些假设进行检验。例如，对精神疾病暴发的调查中，怀疑暴露某特定产品是危险因素，那么将病例定义限定为使用过该产品就会适得其反，因为会排除未使用该产品的真实病例。

• 应当避免纳入在当前条件下可能无法取得一致的临床或诊断指标，如需要复杂诊断程序（例如 CT）得出结果的病例定义。

• 如有可能，病例定义不应纳入基于（病例及其家属报告的）主观症状的临床指标。

• 不应将病例定义用于指导受影响个体的临床诊断和处置，因为制定病例定义的目的是调查和监测，可能不足以完全区分以明确临床诊断（译者注：即患者是否符合病例定义，不应对其所接受的临床诊断和治疗造成影响）。

2.2.4 分析流行病学

进行分析流行病学研究可以确定假设的暴露与报告的病例间的各种关联（性质和强度），进而评估病因假设。常用的研究设计是将未受影响或未暴露的人群（对照或非病例）与受影响或暴露的病例的特征进行对比。[35]研究设计的选择取决于观察到的疾病的性质、假设的风险因素在人群中的频率、可用的资源和时间，以及研究者的经验和偏好等因素。

病例对照和队列研究设计最常用于调查疑似化学原因导致的暴发。二者在推断探讨暴露与健康效应间关联的方法上有所不同：从暴露-健康效应谱的两端分别展开讨论。

病例对照研究用于比较报告的暴露在病例组与对照组之间的频率。在暴发早期阶段，特别是在没有明确的病因假设，或已经提出多个假设的情况下，这可能是最佳方法。[19]在此类研究中，根据发病状态区分为病例和对照两组，比较组间暴露频率，通常用比值比（衡量关注的疾病与假定的暴露间关联强度的指标）来表示。这项研究非常适用于调查散发的、有共同暴露的或社区范围的暴发，此类暴发中，病例已经明确。然而，不适用于全部高危人群。

队列研究用于比较暴露人群和非暴露人群的发病率，结果通常表示为特定疾病与暴露间的关联，即相对危险度或率比，可以是回顾性的也可以是前瞻性的，取决于数据收集的时间。这种研究设计非常适用于这种情况下的暴发调查：高危人群很容易定义和完全列出，便于计算人群中的实际发病率或患病率。但队列研究可能代价高昂且非常耗时，尤其是在所调查的疾病非常罕见的情况下。队列研究已经应用于暴露于已知危险因素人群的后续调查，如对生活在日本水俣湾附近暴露于甲基汞的儿童的研究。[19]

其他可用于分析流行病学研究的研究设计有：

- 生态学研究，在人群层面检验暴露与健康效应之间的假设关联。
- 横断面研究，检验特定时点或时间段内的关联性。
- 时间序列分析，在同一研究人群中，对长期暴露和健康结局进行反复观察。
- 实验研究，用于研究人群层面的预防和控制措施的有效性。

无论哪种研究设计，流行病学研究的目的都是明确暴露与疾病之间的明显关联是否源于偶然、偏倚和（或）混杂，或是否代表真实关联。一种关联在某种程度上能否被判定为因果关系，应服从对时间、关联强度、剂量反应关系、可信性和一致性的综合考虑。而证明暴露与健康效应之间真实关联的最大好处则是用来指导控制措施。

除了决定适宜的研究设计，研究人员还必须解决其他问题，如：

- 研究人群的规模（样本量）。
- 对照组的选择。
- 数据处理。
- 统计分析方法。
- 伦理学问题（参见第1章和2.6部分的内容）。

分析流行病学在现场调查中的实际作用在步骤4.5中有介绍。

2.2.5 监测

为了评估控制措施的效果，并对暴露人群的健康进行中长期监测，应建立某种形式的人群健康监测。可以使用专门的系统，或经过调整的其他系统。预期目的、潜在的数据来源和收集信息的方法，以及可用的资源和时间，决定了监测系统的不同选择和复杂性。理想情况下,应使用主动监测系统,特别是在暴发调查的早期阶段,以及需要实时信息来指导响应措施和公共卫生控制措施时。表 7 总结了各种类型的监测系统及其用途。

如果为了对暴露个体进行长期跟踪,而决定延长针对暴发初始阶段设计的监测系统,则需要进行调整以搜集更详细的病例信息(增强特异性)。应设计详细的监测表格,并在更大程度上让地方公共卫生人员参与。应考虑将实验室监测数据纳入监测数据库。

表 7　监测系统分类及用途

类型	概述
主动监测	对计划选定的特定健康状况进行监测,如结核
事件监测	搜索包括媒体和社交媒体在内的多个消息来源,如寨卡病毒病
综合监测	主动和被动监测相结合,整合若干疾病和行为的信息,作为干预的前奏
实验室监测	检测暴露生物标志物,如血铅;或效应生物标志物,如肾功能
哨点监测	监测社区或人群中特定健康事件的频率,以确定趋势和模式
症状监测	基于既定的病例定义

基于病例的监测系统应当:

- 准确评估受影响地区所调查疾病的发生趋势。
- 为确定和实施公共卫生控制措施提供信息。
- 为评估暴发应对措施(尤其是控制措施)的有效性提供支持。
- 提供暴发死灰复燃及扩散的早期预警。
- 为受影响人群中的长期随访和确定未来研究方向提供支持。

该系统可以整合来自紧急服务、公共卫生、环境和食品机构、医院、全科医师和毒物中心的信息,以识别趋势、模式和新出现的风险。媒体或社区也可以提供信息。

为了达到上述目的,在建立新的监测系统或调整现有监测系统时应考虑以下问题:[55]

- 清楚了解暴发地区的社会经济、政治和卫生保健基础设施。
- 就问题的清晰陈述达成一致,采纳不同看法以确保达成共识。
- 明确定义并关注监测系统的目标。

•明确个案所需的具体信息及其时效性，以及收集信息的来源和方法。

•可用于收集信息的资源，包括确定负责现场监测系统的管理人员，以及解决各种资金问题。

•满足临床和流行病学标准的简单、实用、明确的病例定义，如有可能可以扩展到包括实验室标准；应当与描述流行病学研究中的病例定义相似。

•收集、处理、分析和解读数据以及传播调查结果的机制和工具（数据收集表格示例见附件 2）。

•对系统进行试点测试（尽管系统若是在调查期间运行，面对快速发展的化学性暴发，可能不具有可行性）。

监测是动态追踪环境公共卫生的程序之一。一些国家已经建立了对健康和环境数据的常规收集、整合和分析。[56,57]

流行病学研究类型和样本量的统计意义的示例见附件 7。

2.3 环境调查

2.3.1 概述

环境调查是流行病学和毒理学研究之间的纽带，旨在确定可能导致观察到的病例的化学物质的来源，以及可能发生暴露并导致健康效应的环境介质。其在实际调查中的作用在步骤 3.4 和步骤 4.4 中进行了描述。

2.3.2 一般原则

环境调查可繁可简，小到基础的问卷调查、有限的环境检测，大到复杂的大范围采样、地理信息系统和建模技术以及现场行动。现场调查的初始阶段，宜采取渐进式，从相对简单而稳妥的方法开始识别潜在暴露源—暴露途径—暴露者间的关联，必要时进行更复杂的调查。应与其他现场调查相结合，以达到确定及控制暴发原因这一迫切的公共卫生目标。

环境调查应当是动态更新的，最初目的是识别所有潜在的环境风险，然后优先考虑关键因素，进行详细调查和描述。场地概念模型可用于指导环境调查。

2.3.3 场地概念模型

调查应包括识别和评估风险或污染物的主要来源，以及人群（受影响者）可能暴露的途径或介质(例如空气、水、土壤、食品、消费品)。这些暴露源—暴露途径—暴露者关系链可以用场地概念模型来表示。模型的详细程度取决于复杂性。最基础的可能只是详细说明暴露源—途径—暴露者的关联性,或表示环境暴露源与环境途径/暴露途径间的关联(见图 10)。

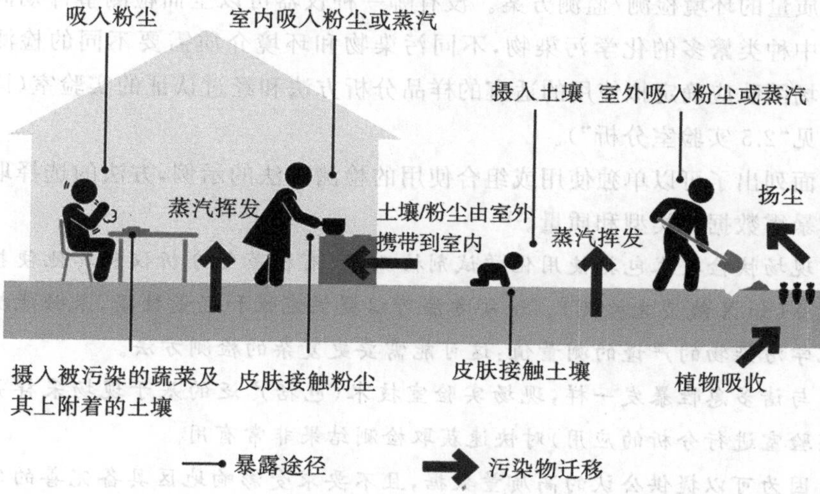

图 10 居住环境中的标准场地概念模型

(资料来源:参考文献[58])

场地概念模型应当是动态更新的,如获得更多信息(例如来自现场的调查)就要进行相应修改更新。初始阶段可能只是对现有信息进行书面分析或与利益攸关方进行讨论。

初步收集信息或许包括:

• 受影响区域的特征(位置,地质、水文和气象条件,物理性风险)。

• 人群信息,包括受影响人群的规模、特征、位置和脆弱性。

• 本地环境史,包括当前和过去的潜在危险行为(包括工业设施和垃圾场),本地及周边地区重大事件以及记录在案的气候和地质变化。

• 社区健康问题和潜在受影响人群的环境史,包括受影响社区主诉的健康问题和疾病、潜在环境风险、其他暴露源(如工作场所),以及社区提出的其他(应由卫生部门采取补救措施的)问题。

• 其他信息,如公用或个人的供水点、地表水的使用情况、当地的排水系统、农业活动以及受影响的动植物。

尽管书面报告可能包含很多内容，但实地调查可以提供更加宝贵的意见。

2.3.4 环境检测

尽管可能缺乏技术资源和能力，或难以调动检测团队及时采样，但应设计一个高质量的环境检测/监测方案。没有哪一种仪器可以全面检测事件期间环境介质中种类繁多的化学污染物，不同污染物和环境介质需要不同的检测方法。现场团队应确定拟使用的适宜的样品分析方法和经过认证的实验室(详细信息参见“2.5 实验室分析”)。

下面列出了可以单独使用或组合使用的检测方法的示例，方法的选择取决于所需暴露数据的类型和质量。[59]

• 现场快检技术包括使用化学试剂检测箱、有机蒸气分析仪和其他便携式检测设备(如X线荧光检测)。这些方法可以提供定性和定量数据，未必能提供特定化学污染物的严谨的测量值；这可能需要更复杂的检测方法。

• 与诸多急性暴发一样，现场实验室技术(包括广泛的基于现场采样并在移动实验室进行分析的应用)对快速获取检测结果非常有用。

• 因为可以提供公认的高质量数据，且不要求受影响地区具备完善的实验室基础设施，固定实验室技术可能是首选。采集样品并转运至经主管机构确定的、经过认证的实验室。

采样地点可能包括家庭、供水设施和工农业设施，应根据专家研判来决定最佳采样位置和样品数量。采样频次和时间以及每次采样数量，应与实验室能力和资源相匹配。一般来说，受影响的环境介质越均匀，需要的样品就越少。如果介质构成不均匀，最好识别关键点进行采样。其他考虑因素包括时间和气象因素、时长、成本、专业知识和设备的可及性，以及暴露区是否便于进入。

检测应尽可能准确，具有代表性和实用性，以确保后续暴露评估的可行性。然而，事件往往高度复杂、快速多变，并且可能难以获得环境污染物水平的可靠数据。开展环境检测的能力可能会受到限制，尤其是在事件进行中要求进行实时监测的情况下。采样方法示例及可获取的信息见表8。

表 8　不同介质的环境样品和采样方法示例

环境介质	分析物质和方法	可获取的信息
空气（环境、室内）	空气采样可使用被动或扩散式采样器、采样袋、显色检测管、过滤式采样器、撞击式采样器、个体采样器和吸附式采样管；可用于分析金属、无机化合物、有机化合物（挥发性有机化合物）；根据所调查的化学品，咨询专家意见，确定采样类型	明确化学性危害因素及其在空气中的浓度
土壤	土壤样品的采集，可以使用手钻和勺子进行表层和浅层采样，也可以用手动或机械工具（如岩芯钻机或抓斗式取样器）推进到地下一定深度进行采样。样品应储存在适当的容器中，用来分析重金属、挥发性有机化合物和多氯联苯等污染物，可以获取有关分布、持久性和转归的信息	化学危害识别，化学物质浓度和污染的证据，确定污染的"热点"，使用地理信息系统或其他方法编制污染信息地图
地表水	采样方法包括抓斗、筒形采样器、深部采样和自动采样	化学危害识别，化学物质浓度和污染的证据
地下水	可用于检测多种化学物质，采样方法包括水泵、抓斗、筒形采样器和自动采样	化学危害识别，化学物质浓度和污染的证据
食物	如有要求，收集新鲜的本地农产品、家庭样品和已加工食物样品	污染物识别和定量
动植物种群	根据公认的使用和接触方式采样	化学危害识别，识别可能的暴露途径
粉尘	直接采集或擦拭法收集各种表面（如地板、窗台或其他类似表面）沉降的粉尘样品。可以使用一次性湿巾或预制的纸巾	粉尘或物体表面化学物质浓度相关信息
其他，如工业废物（烟囱废气和废水）、传统药物、消费品	用于采集烟囱废气的空气采样器，药物和其他物品的样品	化学危害识别，识别可能的暴露途径

调查小组必须了解所选采样设备和检测技术的能力和局限性，因为用错设备或使用不当，会导致样品有偏差或缺乏代表性。咨询实验室可避免类似问题（详见“2.5 实验室分析”）。

所有环境采样都必须详实记录，结果必须根据相关指南进行明确解读，并清楚地说明数据的各种不足。代表性采样参见附件8。

2.3.5 暴露评估

暴露评估包括评估和描述暴露途径，以确定可能的暴露与风险的环境、条件和强度，使得调查人员可以确定暴露点，估计暴露参数（相关化学品的环境浓度）和潜在暴露人群。暴露评估的质量和严谨性通常是调查有效性的关键决定因素，因为错误可能会导致偏差。因此，从现场调查、环境监测中收集数据和信息，是暴露评估的关键要素。

环境监测可能费时费力且成本高昂，紧急情况下，可能需要更加实用的基于定性或半定量的方法，而不是更细致的定量检测或环境监测。按照与实际暴露水平的近似强度，估算事件中暴露水平的方法有[35]：

- 特定地点或区域的旅居史。
- 暴露区域居留史。
- 与暴露区域的距离，或在暴露区域的居留时间。
- 量化、建模估算暴露（如空气暴露模型、食物吸收模型）。
- 暴露区域或生物群落的定量环境检测（如空气、食物）。
- 个体定量检测（如生物监测）。

仅仅暴露于有害化学物质未必导致不良健康效应。有害物质的暴露剂量、频率、时机（如孕期）、持续时间以及毒性，都会影响健康效应的性质和严重程度。暴露评估中还应当考虑人口因素，如年龄、健康状况、职业或其他暴露，以及饮食模式。易感人群包括孕妇、老人、儿童、体弱者及有基础病者。某些小范围的群体行为（如食用了被污染的鱼类）可能会增加暴露风险。

因此，调查人员应考虑各种暴露和健康效应的相关信息，包括第一手的或间接获得的资料。第一手资料通过对暴发事件的专项调查获得，包括特定介质中的污染水平的检测，使用个体检测设备连续监测个人暴露，检测生物样品中的化学物质或其代谢产物及其他相关生物标志物的实际吸收剂量。问卷调查也可以作为信息来源。

间接获得的数据通常来自出于其他目的而定期维护的各种数据库，如危险场所、疾病、住院和肿瘤病例登记，以及职业健康登记和环境监测数据。一般情况下，这类数据需要整合使用，各类数据的取舍与平衡取决于其有效性、可及性、完整性、准确性和代表性。

建议用分层方法，按照从相对简单的筛选到更加全面综合的顺序，进行暴露评估。筛选阶段，基于现有数据做出保守的、最坏情况的暴露假设，因此具有不确定性。原则是将受污染介质中污染物浓度与指导水平和推荐阈值（如果有）进行比较，并判断监测到的暴露水平是否可以解释观察到的健康效应。综合阶段包括对特点地点数据、环境中化学物质的转归迁移及其代谢转归复杂模型的更加精细的评估。将暴露数据与来自流行病学和毒理学研究的数据相结合，以定量评估观察到的健康效应在观察到的暴露水平下发生的可能性。这个评估阶段更加精细，需要更明确的环境数据和复杂模型来预测暴露。

不同环境介质中暴露评估的方法示例见表 9。

表 9 环境介质污染后的暴露评估

环境介质	来源和途径	暴露评估
水	来自市政供水，或水井、溪流和泉水的受污染的水，主要用于家庭、市政、工业、休闲和农业用途。经口摄入为主，也可能通过呼吸道或皮肤吸收导致暴露	基于从源头（如水处理厂、家用管道、储存容器）采集的样品估计暴露参数（如用水量、使用频率和污染物浓度）
土壤和粉尘	生活或商业目的挖掘土壤导致直接接触，儿童（如异食癖）和成年人直接经口摄入，粮食作物吸收土壤污染物，污染水体，直接接触和吸入空气中的粉尘，摄入沉降在农作物上的粉尘	根据到污染源的距离建立暴露梯度，使用问卷方式调查影响摄入和暴露的行为因素。如果可行，可以将个体监测结果与化学物质暴露估计值结合使用
空气	来自交通、工农业活动和自然现象（如火山活动）的室外环境污染物；源自室内，如通风不良的炉灶，建筑材料和溶剂；室内外接触空气污染物	使用固定式或移动式环境空气检测和个体检测设备，监测污染物浓度的时空变化

续表

环境介质	来源和途径	暴露评估
沉积物	污染物沉积在水中并在沉积物中聚集，很可能发生直接暴露。沉积物中的污染物在食物链中迁移和富集，经口摄入发生间接暴露。污染物也可能重新迁移回水体或输送至下游	估算沉积物中化学物质的浓度，并基于物理化学因素（如水溶性和分配系数）预测其进入食物链的可能性
食物链	食用受污染的家养和市售动植物及其他食品	通过问卷调查和膳食记录回顾饮食习惯；将结果与食品样品的替代测量、生物监测结果结合使用
其他	工人或擅自闯入者在工商业场所直接暴露于受污染的材料（如废弃物、原材料）	采用确定或随机方式，结合使用上述方法与暴露模型

暴露评估展示了化学物质在环境中的行为。化学物质的环境转归表示其在空气、土壤、水和食物链中的行为以及可能的暴露水平。评估需要以下相关信息：受影响地区的环境条件、可能影响化学品在环境中的持久性和迁移的因素，以及可能的传输方式。化学品的理化性质可以预测其行为，如蒸气压可以衡量化学品进入气态或蒸气状态从而污染空气的趋势，而辛醇：水分配系数则表明化学品在食物链中的潜在生物蓄积能力。如没有可用信息，或难以确定转归和迁移机制时，调查人员应根据最坏的情况进行评估。转归和迁移的评估并不一定是必须的，尤其是在已经充分描述了所有相关介质中污染的性质和程度的情况下。

2.3.6 特殊技术和方法：统计建模和地理信息系统

暴露指数和健康结局的统计建模，基于流行病学、临床毒理学和环境调查中获得的信息。模型可以选择确定性的，也可以选择随机性的，可以根据分析目的、可用数据、专业知识和资源来确定，如回归模型、时空模型和烟羽模型。

GIS 技术显著促进了对暴露空间范围的评估，其详细内容在本手册中不再赘述。GIS 是计算机制图系统，将数据整合到同一个空间形态中，对其进行地理分析，对局部的污染模式进行建模，或通过分析与污染源的距离给出暴露参考值（模拟）。然而，GIS 所使用的数据必须具有地理参数，在缺乏地理参数的地区，可能很难获取这些数据。

2.4 临床和毒理学研究

2.4.1 概述

临床和毒理学研究包括系统性地给出定量或半定量数据，以确定暴发原因，使公共卫生控制措施建议更具有针对性。此类研究的目的、范围、所需资源，应根据步骤 3.5 和步骤 4.5(现场调查)的内容，以及流行病学和环境调查的初步结果确定。

本节介绍临床和毒理学研究的技术基础，包括毒理学的一般原则以及生物采样、分析和实验室的作用。检测结果由专业人士(临床毒理学家)另行解读，本手册中不再赘述。

2.4.2 一般原则

"Sola dosis facit venenum."(剂量造就毒物。)

——帕拉塞尔苏斯(Paracelsus，1538)

毒理学是研究毒物的科学。物质的毒性取决于其固有的理化性质和剂量(即个体暴露浓度和时间的乘积)。一种物质必须以足以造成伤害的浓度到达其发挥作用的部位才会具有毒性。在某些情况下，作用部位可能是特定的分子结构，如吗啡与中枢神经系统的 μ 阿片受体结合。环境化学物质可能会通过与细胞膜的非特异性反应造成伤害，如强酸的腐蚀作用。

毒效动力学(化学物质对机体的作用)描述了物质在其作用部位的浓度与危害反应之间的关系。危害程度一般与其在作用部位的浓度成正比，即"增强型"或 A 型反应。然而，敏感个体在暴露于通常不认为有毒的物质时，可能会出现变态反应(B 型，免疫介导反应)，例如对青霉素或蜜蜂叮咬的过敏反应。

毒代动力学(机体对化学物质的作用)描述了体内化学物质浓度随时间的变化。它由四个同时进行的过程组成：吸收、分布、代谢和消除。尽管决定化学物质毒性的是其作用部位的浓度而非血浆浓度，但是化学物质一般通过全血、血浆、血清或尿液检测。

由于毒效动力学和毒代动力学的差异，个体对环境化学品和污染物的中毒易感性差异很大。年龄、有无基础疾病、基因差异和更广泛的社会学因素，包括社会经济地位、生活方式、饮食因素和文化习惯，都会导致易感性出现差异。与常见毒物相关的临床体征见附件 9。

2.4.3　用于毒理学检测的采样

当尚不明确所关注的化学物质的性质时，可以对可能造成暴发的一系列化学物质进行检测。这种毒理学“盲法”筛查通常需要采集血液和尿液样品（见表 10）。采用准备好的采样工具包，如表 10 所列出的样品容器和必要的包装材料，可以确保采集到正确的样品（即不会受到容器析出的化学物质的污染），并正确包装和标识样品（参见“附件 10 样品包装示例”）。

表 10　未知毒物毒理学“盲法”筛查所需的样品

人群	按照重要性排序，毒理学“盲法”筛查的样品
成人	• 10 mL 血液，塑料（聚丙烯）肝素锂采血管 • 5 mL 血液，玻璃肝素锂采血管① • 10 mL 血液，塑料（聚丙烯）EDTA 采血管 • 30 mL 尿液，不加防腐剂
儿童	• 5 mL 血液，玻璃肝素锂采血管[a] • 5 mL 血液，EDTA 采血管 • 30 mL 尿液，不加防腐剂

注：①没有玻璃管时可用聚丙烯管代替。

用于收集血液或其成分的试管应具有塑料或金属内衬顶盖，如果试管含凝胶隔膜或肝素溶液凝胶，可能会析出化学品导致样品污染。如果没有专门容器，也找不到替代品，应使用通用样品容器。

样品送往实验室时，还应当将同一批次相同类型的空样品容器作为对照。

采样人员还需要制定其他程序，以免造成采样过程中的样品污染，如确保采样位置清洁，并进行彻底的皮肤清洁，处理、运输和储存。采样时要确保安全卫生。所有样品都应被视为具有潜在危险，并根据通用标准预防措施进行处理。[61,62]

2.5　实验室分析

2.5.1　概述

实验室分析能够为确定受到相关化学品污染的环境介质提供依据，有时也能够确定后续的吸收和剂量，为临床处置提供帮助。某些环境和生物监测可以在现场使用手持式或便携式设备进行，如用于检测土壤中污染物的 X 射线荧光检测。但是，对化学品相关暴发的调查仍有可能需要实验室支撑。本节简要介绍实验室支持应对暴发的方式，以及质量保证和质量控制问题。

2.5.2 原则

临床和环境样品实验室分析的目的是确定与暴发调查相关的有毒物质、代谢产物或生物标志物的存在及性质。实验室研究应尽可能以流行病学和临床研究的结果为指导，开展有针对性的检测，避免对人群和环境样品进行效率低下且耗费巨大的非特异性或随机检测。

如果受影响国家不具备足够的有质量保证的实验室，应提前确定其他国家的合格的实验室，并就在特定情况下使用其实验室服务签订协议。暴发期间，实验室检测在确认病因或疾病方面的有效性取决于：

- 提前规划是否到位（包括指定实验室的确定）。
- 及时采集适当且充足的样品。
- 储存、包装和快速运输至指定实验室的安排是否到位。
- 实验室进行适当的分析的能力。
- 生物安全和洗消程序是否到位。
- 质量保证和质量控制措施是否到位。

在开展需要实验室分析的调查之前，应与一个或多个实验室就可以提供的分析进行详细讨论，确保可以采集到正确的样品，并正确进行处理和运输。有些情况下，实验室可以提供采样工具包。

2.5.3 暴发调查期间实验室监测的职责

实验室的服务功能取决于暴发调查，通常包括识别致病因素的检测、估计健康效应和化学品暴露强度的检测、与患者治疗相关的检测，以及响应和恢复措施有效性的监测。

被波及人员的临床表现，以及流行病学和（或）环境调查的结果，可以为暴发的可能原因提供线索。这些线索可以通过认证实验室对临床和环境样品的分析进行确认。食品、水和环境样品实验室可以确认感兴趣的介质（例如饮用水、特定食品）中是否存在可疑化学品。如果没有关于致病因素的线索，实验室可以对一系列调查指向的、观察到的、可能会造成健康影响的化学品进行筛查，通过系统分析确定致病因素。

实验室研究可以提供有关所受关注的化学品暴露和吸收的定量数据，以评估人群（亚群）、个体的暴露。根据相关毒物的不同，可以进行特定或一系列的毒理学检测来支持病例处置。例如，在某些情况下（铅中毒的螯合治疗），应根据内剂量对治疗方案进行修改。动态观察实验室检测结果，也可以提供关于治疗有效性的信息。

控制泄漏后应继续开展监测和实验室研究。风险控制措施的有效性可以通过开展环境和个体检测，确定措施实施后人群和个体的实际暴露浓度来表示。

2.5.4 暴发调查所需的实验室监测

支持调查化学相关疾病暴发的实验室类型包括诊断实验室、临床实验室、毒理学实验室、环境实验室、法医实验室、食品安全实验室和研究型实验室。

毒理学实验室通常专门分析生物样品，如血液、尿液、头发、胃内容物和组织样品。其可以是医院实验室（同时开展常规生物医学分析）的一部分，与毒物中心有关联的独立第三方（通常是营利性的），或者可能是研究型实验室。大多数国家还设有法医实验室，在中毒事件的司法调查中进行毒理学分析。

实验室可以对各种物质进行定性和（或）定量分析，包括违禁和治疗药物、微量元素（如铅、砷）、杀虫剂和溶剂；还可以分析效应生物标志物，如胆碱酯酶活性；通常还可以对药物和化学品进行筛查检测。

环境实验室可以分析水、土壤、沉积物和空气等环境介质中的各种化学物质（如微量元素、农药、多氯联苯和其他持久性有机污染物、石油产品和挥发性有机化合物）。此类实验室可能设置在公共部门，也可能是营利性的，或隶属于处理环境、水质、农业和职业健康问题的学术机构、行业或组织。机构可能具备移动单元，可以调度到事件现场进行监控和分析。它们还可以访问（用来衡量合规性的）固定监测站网络（如用于地表水或环境空气质量日常监测）。一些装备精良的环境实验室甚至具备使用先进的分析方法（如气相色谱—质谱法）识别环境介质中未知污染物的能力。

食品实验室有分析食品饮料中各种有机物和无机物的能力。[43]与环境实验室一样，食品实验室一般均具有分析特定检材中的特定化学物质，或筛查未知化学品的程序。

每个实验室的能力通常与它们的任务相匹配。例如，它们可能只分析特定检材（如生物样品、地表水）中特定浓度范围的特定物质。暴发调查对检测能力的要求更高，例如待测物质浓度比通常更高或更低，或分析新的物质。实验室完成相关要求的能力和速度，取决于它们日常工作的性质、工作量，以及可用的试剂、检测标准、检测设备和训练有素的工作人员。实验室通常可能需要耗费一些时间重新校准其检测设备或验证新的检测方法。

2.5.5　实验室质量保证

采集实验室分析的环境样品应符合一系列标准（用以佐证分析质量），其中包括用于检验仪器准确性的化学分析标准品、用于检验分析重复性的平行样、用于检验现场和实验室中样品交叉污染的现场和实验室空白样，以及用于估计分析中化学品回收率而加入的标准物质。暴发调查时应尽可能使用经过认证的、符合国家和国际能力标准的实验室。

实验室质量可以定义为报告的检测结果的准确性、可靠性和及时性。只有满足这些条件，实验室才能在确定暴露、协助诊断和指导治疗方面，向临床医生和公共卫生专业人士提供有价值的数据。为了向用户提供可靠、及时、准确的服务，实验室应建立涵盖实验室活动的各个方面，包括检测前、检测中和检测后流程的质量管理体系。

检测前需要认真考虑各种因素，确保样品的收集、储存和运输能够保持样品的完整性，并且需要附上患者身份或样品地理位置，以及临床和环境数据等相关信息的完善说明。实验室应遵循标准操作规程，以确保采用适当的标准方法。

检测中需要考虑的因素包括积极主动且称职的人员，足够面积、定期维护的场地，适当的检测设备，以及充足供应的优质试剂耗材。流程控制应涵盖实验室工作的各个方面，以确保结果的准确性，包括使用标准物质校准分析设备和使用内部质量控制样品。员工应得到有能力的管理人员的支持，并应落实适当的健康和安全控制措施。

检测后需要考虑的因素包括准确记录、存储患者信息和检测结果，并向负责调查、评估和处置暴发的人员报告。流程是质量管理体系的一个重要组成部分，通过一个周期性的过程来确保质量随着时间的推移而持续改进，包括识别缺陷或错误的来源、纠正缺陷和检验纠正措施的有效性。参与特定分析物的外部质量评估计划可能会有所帮助。世界卫生组织已经发布了可应用于各种临床、公共卫生或环境实验室的实验室质量管理体系指南。[63]

更多关于毒理学检测方案及指南的信息参见附件 10。

2.6 伦理问题

疾病暴发调查和处置中可能出现的伦理问题，源于公共卫生专业人士和其他人的双重义务，即获取和应用科学知识以改善和保护公众健康，同时尊重和维护个人自主权。[64,65]在确定与化学品有关的疾病暴发后，采取的(有时是强制性的)公共卫生措施建议，如限制活动、生物采样和强制产品下架，可能会引发伦理问题(如有利、无害、自主和分配公平)。

对疑似化学品相关暴发的响应，通常包括紧急确定问题的性质、规模和迅速采取有效的控制措施。受现实工作影响，一般不把潜在的强制性或限制性公共卫生措施，以及为公共卫生监测和现场流调中的数据收集作为研究活动，以规避研究伦理委员会正式审批要求。然而，这些行动为了更大的公共卫生利益，可能会削弱个人自主权。研究人员必须警惕上述情况的可能性，并主动采取一切必要措施，在公共卫生措施实施的指导过程中和受试对象涉及人类的研究中维护伦理原则。在部署到现场之前，团队应尝试通过批判性审查和协商找到潜在伦理问题的解决方案。

多个团体和组织[12,13]对暴发调查和处置的伦理进行了总结，并制定了公共卫生伦理指南，以概括流行病学家的核心价值观、崇高品德和伦理责任。所有指南都强调了将风险最小化并保护研究参与者和受影响人群的福祉、优化收益以及保护个人隐私的重要性(见表11)。

表11　暴发调查期间要考虑的伦理问题

伦理问题	描述及缓解措施
将风险降至最低，保护受影响人群和研究参与者的福祉	应对现场团队的行为进行监控，以确保其对社区或个人没有风险或风险很小。应避免侵入性或有伤害的行为，或至少将其控制在最低限度
为社区谋福祉	团队应将公共卫生干预措施对社区的潜在利益最大化
确保风险和收益的公平分配	团队必须避免造成或扩大任何健康或社会经济不平等，并确保弱势、被剥夺权力和处于危险中的社区能够公平分享因暴发调查和处置而产生的各种利益

续表

伦理问题	描述及缓解措施
保护隐私	现场调查人员有责任确保建立健全的机制，来保护所有收集到的信息，并且这些信息仅用于预期目的。个人隐私必须始终受到保护，尤其是在可能遭受污名和迫害的情况下
获得知情同意	在暴发不断变化和突发的情况下，如果引入强效机制来保护参与者的隐私，则可以免于获得潜在参与者知情同意。在没有正式知情同意的情况下，调查人员仍应向社区提供有关调查、预期收益和风险以及退出调查的权利的信息。这对于流离失所者、儿童和囚犯等弱势群体尤其重要
建立和维护公信力	团队应遵守最高的专业和伦理准则，遵守当地有关开展调查和公共卫生活动的法律法规，并适时让社区代表参与规划和行动
对受影响人群尽到义务	开展现场行动应尊重受影响社区的文化习俗，尽可能让社区参与规划和行动。有关风险和调查结果的所有相关信息都应以适当传播方式迅速传达给社区
避免利益冲突和不公	团队应确保其在进行调查和报告调查结果时保持客观公正。应尽力确保最终报告不会受到先入为主的或既得利益集团的人为干预而被歪曲
向同事、组织者和资助者传达道德要求	所有团队成员在加入现场团队前应签署利益声明，任何不可接受的行为都要受到惩处
拟提交建议的后续研究要进行伦理审查	长期随访研究应进行严格的伦理审查，因为此类调查并非迫在眉睫。地方、国家和（或）国际伦理审查委员会应监督突发事件后启动的长期研究项目，以确保它们符合当前的伦理准则

附 件

附件 1 初步调查

在对疑似化学品相关事件进行初步调查(步骤 3)期间,可列出以下问题清单,以描述暴发特征并指导进一步调查。清单并非详尽无遗,但可以作为参考备忘录。

病例特征

有多少疑似病例?

死亡病例有多少例?病死率多高?

疑似病例的年龄和性别特征如何?

特定人群中有多少疑似病例?

病例何时发病(日期、时间)?

从发病至结局(痊愈或死亡)的时间?临床特征出现的顺序如何?

报告了哪些症状?

观察到了哪些迹象?

病例需要立即就医或住院吗?

病例需要洗消吗?

疑似病例的地区分布如何?

病例是否有聚集性?(考虑家庭、工作场所、学校、公共场所、水源、食品、消费品、民族和宗教团体)

病例在何处获得照料(家庭、社区、医疗中心、其他)?

其他人(如急救人员、医务人员或照顾疑似病例的人员)是否出现症状?

地域

发生地主要在农村还是城镇,还是兼而有之?

描述病例发生地的土地或场所用途(如果已知),如流浪者营地、住宅、开阔地域、沿海地区,或农业、商业、工业、教育、医疗保健、娱乐用地等。

这些场所是临时的、永久的还是其他性质的?

受影响者是否使用了附近的水体?

可能的化学暴露源(食物和水)

这些病例是否食用了共同的食物(本地自产或外地输入)?

大多数病例是否使用了特定的传统药物或消遣性物质(译者注:如烟草、槟榔等,可能还包括毒品)?

大多数案例中使用的是特定品牌的食品或商品(如面粉、糖、盐、食用油)、饮料或药物,还是来自某一经销商、制造商或市场的一系列产品?(译者注:是来自不同区域的同一类产品,还是来自同一区域的不同类产品?)

有共同的饮用水或娱乐用水(译者注:如游泳场所)来源吗?

有无接触过消费品的案例?

工农业活动

当地有没有发现异味?

最近有无关于化学品泄漏的报告?涉及哪些化学品?泄漏到何处(例如空气、水、土地)?大约泄漏了多少?

该地区是否可以看到有采矿或任何其他可能污染环境活动的证据?

是否看到有当前或既往的工业或化学制造、储存或处置的证据?

当地有无重要的工业用地,生产什么?

附近有无重要的贸易或运输路线?

化学废物是否定期进出该地区?

生活垃圾(固体和污水)以何种方式以及在哪里处置或储存?

工业或贸易废物(固体和液体)以何种方式处置或储存?如何处置或在哪里储存?

有无不受管制的家用或工业材料定期回收或出售行为?

当地有无家庭手工业？是什么性质的？

当地属于农业区吗？主要种植什么农作物？

该地区最近有无使用杀虫剂？如果有，是哪种杀虫剂？是以何种方式使用的？目的是什么？

当地是否在土地上使用化肥或其他产品？描述使用频率和最后一次使用的时间。

军事活动

是否有证据表明该地区目前或过去有军事活动？

当地是否已知或怀疑使用过化学战毒剂？

其他

当地社区认为病因是什么？

过去在当地或附近是否发生过类似事件？

报纸广播等媒体对这起事件有何评论？

社交媒体上有什么评论或猜测吗？

是否有理由怀疑是群体性心因性疾病？

环境信息(或许不易获得，但应与其他信息一起搜集)

近期有无异常气象或极端天气事件(洪水、干旱)？

有无可能导致化学物质泄漏的重大自然事件？

当地主导风向是什么？

当地有哪些饮用水源(地下水、水井、河流)？

当地在何处获取饮用水？使用前是否经过处理？

哪些水源用于沐浴或休闲用途(译者注：如游泳场所)？

考虑污水排放的可能性。

当地的地质情况如何(沙土、黏土、壤土)？

临床和环境检测结果

进行了哪些医学检测？结果如何？

是否进行了水质检测(如重金属、有机溶剂、农药)？结果如何？

是否进行了食品检测(如重金属、农药)？结果如何？

是否进行了空气检测？结果如何？

是否进行了土壤检测？结果如何？

所有结果是否在有质量保证的认证实验室得到验证？

附件 2　开展现场调查

A2.1　监测数据的来源

死亡率数据来源

卫生机构：

• 医院和医疗机构的死亡记录，其他集中的生命信息登记数据库。

家庭访谈和社区工作人员：

• 受过训练的守墓人可以 24 小时观察某个墓地并报告（非特定）下葬数量（译者注：即并非是死于某特定原因的人数）。

• 接受过使用标准形式的死因推断方法培训的家访人员。

• 宗教领袖和社区领导。

• 接受培训的社区工作人员可以报告特定人群（如一个小村庄）的死亡情况。

其他机构：

• 负责殡葬的组织的记录。

发病率数据来源

卫生机构：

• 来自住院和门诊登记以及医院事件数据库的记录（电子和纸质），来自当地诊所、医院和当地社区的记录。

相关服务：

• 疾病报告和疾病哨点报告。

• 流浪人群中的卫生工作人员和助产士。

• 来自医疗保健记录的行政或财务数据（例如健康保险）。

• 处方记录和数据库。

• 来自远程医疗系统的信息，如毒物中心。

其他机构：

• 工作场所和学校的病假记录。

人口数据来源

• 人口普查数据和其他常规来源的生命统计数据。

• 流浪人群营地管理人员、地方政府、宗教领袖、国际组织（联合国机构）等保存的登记记录。

- 横断面(抽样)调查。
- 社区领导访谈。
- 地图。
- 航拍照片或 GPS。

监测数据也可来源于基于事件的监测系统,包括社区、媒体、非政府组织、毒物中心、实验室、医院人员和应急服务。

参考文献:

CONNOLLY M A. Communicable disease control in emergencies: A field manual[M]. Geneva: World Health Organization, 2005:93.(译者注:该手册中文版《紧急状态下传染病控制现场手册》由人民卫生出版社于 2006 年出版。)

A2.2　现场问卷调查

对暴发的初步评估,以及描述流行病学和分析流行病学需要开展问卷调查。调查问卷应简洁、方便、相关、完整和准确。详细程度将取决于调查的阶段和暴发的性质。内容应限于既定调查目标所需的信息。

调查问卷通常包括开放式和封闭式问题。开放式问题是探索性的,有助于确定相关主题和所有可能的答案。然而,这些答案收集起来更费时,也更难分类,不利于后续分析。封闭式问题所需答案数量有限(例如是、否、不知道),收集速度更快,编码和分析更容易,但可能会丢失一些信息。

在现场,调查问卷可由受访者自行填写;病例重病或死亡的情况下,由指定人员或调查人员填写。前者更适合有文化的人群,前提是问题简短、简单;如果问题很复杂并且需要经过培训才能正确填写,而且调查人群规模较大、文化程度较低,则后者更为可取。问卷设计、处理和访谈技巧的细节在本手册中不再赘述,建议调查人员参考推荐的文献或咨询专家。附件 A2.3 提供了问卷模板,可以针对每次暴发进行修改。

编码的分配应针对尽可能多的信息选项,如地点和职业,以便于数据处理和分析。

问卷发放前,应向受访者解释问卷的目的,并须采取必要措施使受访者保密。

起草问卷时要考虑的因素包括以下几个方面:

- 确保每个问题都与调查目的相关。
- 措辞要保持非正式、口语化和简单。

• 避免专业化术语和复杂的语言。

• 确保问题适合受访者的教育、社会和文化背景。

• 将每个问题限定在特定主题上。

• 避免问题过长(但可以根据情况调整其长度)。

• 避免诱导式提问(你肯定同意我的看法,所以……)。

• 避免消极的提问(译者注:使调查对象感到不快的提问)。

• 避免以“为什么”开头提问。

• 避免假设性提问(想象一下……)。

• 注意敏感问题。

• 封闭式问题要确保其答案完备(译者注:指备选项足以覆盖各种情形)。

• 避免回答大量出现在“其他”类别中(译者注:与上一个方面类似,半封闭式的问题,备选项要尽可能完备,尽量避免出现相当多的受访者都选择“其他”,因为一旦出现这种情况,说明备选项设计不够全面)。

参考文献:

[1]WHO. Foodborne disease outbreaks: Guidelines for investigation and control[M]. Geneva: World Health Organization, 2008.(译者注:该指南中文版《食源性疾病暴发:调查和控制指南》由人民卫生出版社于2009年出版。)

[2]SMITH P, MORROW R. Methods for field trials in interventions against tropical diseases[M]. New York City (NY): Oxford University Press, 1991.

A2.3 可适用于各种原因未知的暴发的现场调查问卷

该问卷应当由所有符合暴发的病例定义或所定义人群的个体填写。

调查人员姓名及代码:			
调查日期和时间:			
调查地点:			
调查对象:疑似病例	近亲属(说明关系)		医护工作者(请注明)
调查问卷编号:			
一、个人信息			
姓名: 性别:		年龄:	出生日期:
家庭住址:		电话号码:	身高体重:
个人职业:	配偶或伴侣的职业:		父母的职业:
工作或受教育场所联系方式:			其他联系方式:

续表

二、临床细节(与当前疾病暴发相关)

1.自特定时间(病例定义的时间)起,您是否患有某种疾病(病例定义的疾病)?

2.出现症状的日期和时间。

3.症状持续时间(小时、天、月或年)。

4.是否出现以下症状?

症状	是	否	不清楚
病例定义描述的症状			
其他症状(请说明)			

5.是否因病缺勤/缺课?

6.是否因病就医?就医时间是什么时候?

7.是否因病住院?何时入住哪所医院?住院时长是多久?

8.以前是否出现过这些症状?何时出现?持续多长时间?当时在做什么?

9.自特定时间(病例定义的时间)起,您的家庭成员或共同居住者当中有人出现相同或相似症状吗?哪些成员受到影响?他们的年龄、出现症状的时间、持续时间分别是?

10.受影响的家庭成员是否进食相同的食品和饮料?

11.受影响的家庭成员与您是否共同进食和饮水?

12.受影响的家庭成员是否服用相同的药物?

13.自特定时间(病例定义的时间)起,您的家庭成员或共同居住者当中有人没有出现相同或相似症状吗?哪些成员没有受到影响?他们的年龄是多少?

14.未受影响的家庭成员是否进食相同的食品和饮料?

15.未受影响的家庭成员与您是否共同进食和饮水?

16.未受影响的家庭成员是否服用相同的药物?

17.您是否被医护人员告知您的孩子患有某种疾病?您是否定期服用某种药物(包括传统药物)?请列出服用药物清单。

三、风险因素暴露史(饮食、环境)

(一)就餐

1.你三餐通常吃什么?请列举。

早餐及其来源:

午餐及其来源:

晚餐及其来源:

2.正餐之间是否加餐?如果有,请列举并列出食物来源。

与当前疾病暴发有关的:

3.在特定时间段(病例定义的时间)您吃了什么(如果与日常饮食不同的话)?

续表

4.什么时间吃的？
5.食物的味道、外观、气味是否有异常？
6.有无异常情况？饭后多久出现症状？
7.列举出其中所有的食物（如肉类、谷物、鱼类）和配料（如盐、胡椒、香料）。
8.这些食物和配料购自何处/何人？
9.这些食物和配料何时购买或到货？
10.食物和配料如何包装？
11.食材在饭前是如何烹饪的？（如炉灶、烤箱）
12.用的什么燃料加热？（如煤油、木头、纸张）
13.自特定时间（病例定义的时间）起，是否食用过下列食物（列举）？
14.是否有可供检测的食物样品？
（二）饮料
1.您通常喝什么饮料？（如茶、果汁、瓶装或罐装软饮料、啤酒、烈酒）
2.出现症状前，您喝了什么饮料？
3.这些饮料从哪儿获得？（如购自商店、咖啡厅、酒吧或在社交活动中获取）
（三）饮水
1.出现症状前您最后一次喝水是什么时候？
2.饮用水的来源？（如自来水、瓶装水、河流小溪）
3.饮用水何时收集或购买？
4.出现症状前喝了多少水？（以升为单位）
5.是否储存饮用水？如何储存？储存了多久？
6.饮用水如何处理？
7.做饭是否使用了同样的水？
8.您收集、处理或储存饮用水的方式有无变化？
9.您是否注意到饮用水有异常的味道、外观或气味？
（四）居住（环境）史
1.您在当前地址居住了多久？
2.此前您住在哪里，住了多久？
3.您的房屋是什么类型的，用哪种材料建造？
4.您是否使用空的化学物质容器或其他非传统材料建造房屋？
5.附近有无与化学品相关的企业（如工厂、废料场、制革厂）？
6.您是否有同年龄同性别的邻居并未出现相同或相似的症状？
一般结论（意见）：

A2.4 基于病例的监测报告表

唯一性编号：

姓名：　　性别：　　出生日期：　　种族：

职业(请准确描述)：　　地址：

发病时间：　　诊断日期：　　临床采样日期：

临床症状(请列举受累器官/系统)：

临床体征(请按照受累器官/系统列举)：

临床诊断：

当前状态：死亡　病危　稳定　好转；如果死亡，则死亡时间：

医院(诊所)名称：　　主治医生姓名：　　联系方式：

实验室检测结果(如果有)：

其他相关信息(例如受影响的家庭成员、同事)：

报告人：　　地址：　　报告日期：

A2.5 周报表：病例(用于编制病例的汇总表)

国家/地区：　　行政区：

街道、社区、村庄、居民点等：

卫生机构：报告时间：自　月　日至　月　日

覆盖总人口：

编号	姓名	地址	性别	年龄	诊断/症状/体征	诊断日期	诊断地点

A2.6 周报表：死亡

国家/地区：　　行政区：

街道、社区、村庄、居民点等：

卫生机构：报告时间：自　月　日至　月　日

覆盖总人口：

编号	姓名	性别	年龄	死因	死亡日期	死亡地点*

注：*家中或医疗机构。

A2.7 流行曲线

流行曲线	描述	图形示例
点源暴发	人群在相对较短时间内暴露于同一来源的毒物，受影响者在短时间内进展为临床病例	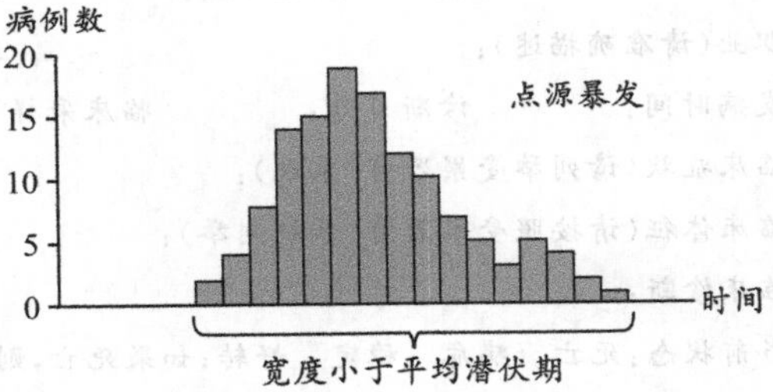
间歇性/连续性共同来源	人群间歇性暴露于同一来源的毒物，导致临床病例间歇性出现	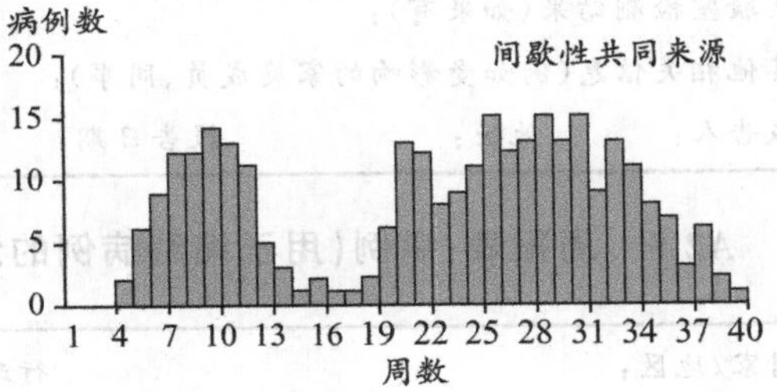
	人群长期暴露于同一来源的毒物，因此临床疾病的发病日期持续时间很长	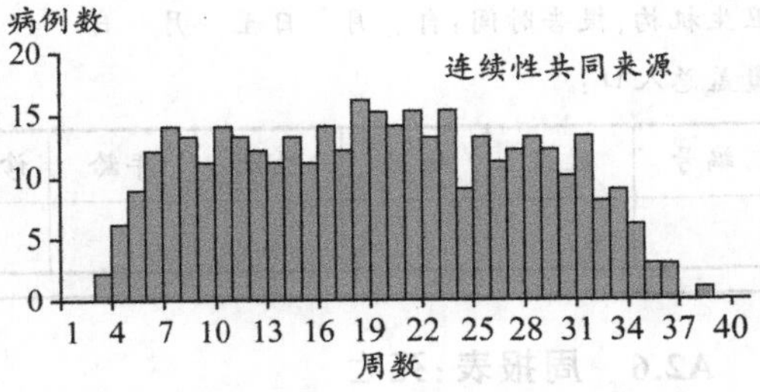
连续性传播	这种类型在化学事件中不常见，除非二次污染的风险很高	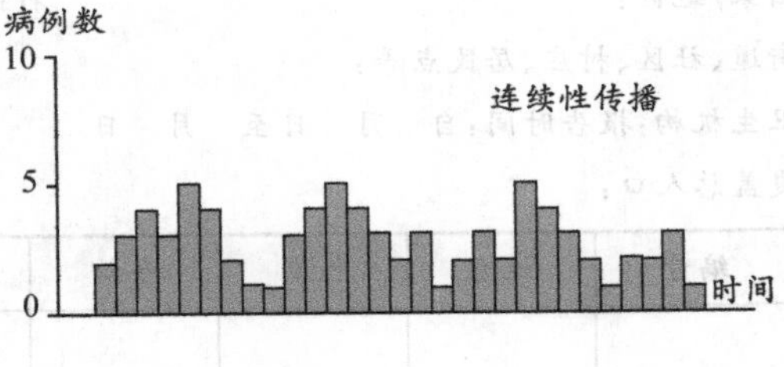

参考文献：

WHO. Foodborne disease outbreaks：guidelines for investigation and control[M]. Geneva：World Health Organization，2008.（译者注：该指南中文版《食源性疾病暴发：调查和控制指南》由人民卫生出版社于2009年出版。）

A2.8　现场流行病学中常用的率和比值

发病率用来衡量受影响人群中疾病新发生的频率，是指在特定时间段内、根据定义的分子和分母计算得出的比值。粗略的发病率是以该地区总人口计算的，由于不同人群的人口学基础结构存在潜在差异，因此难以在不同人群间进行比较。特定人群的发病率克服了这一困难，因为它们基于特定人群的数据（例如特定年龄和性别的比例）。

粗发病率＝风险人群中新发疾病数÷风险人群总数

例如：特定人群的发病率（18岁以下男性）＝风险人群中新发病例数（18岁以下男性）÷风险人群总数（18岁以下男性）

暴发期间可以计算的率/比值如下所述：

发病率：在特定时间段内（如一周）人群中因暴露可疑环境毒物后发病的人口比例，通常以百分比表示。特定人群的发病率使调查人员能够识别人群中暴露后受感染风险较高的群体。常见的特定人群的发病率按年龄、性别、地区（居住地）和职业计算。

例如：特定人群的发病率＝吃过某种食物的发病数÷吃过某种食物的人数

病死率：在特定时间段内，患某疾病的人群中因该疾病死亡的人数所占的比例，通常以百分比表示。

重要的比值还包括比值比和相对危险度，用来衡量暴露与疾病之间的关联强度。这些比值没有量纲。统计学显著性检验用来确定（相似或更高的）比率仅仅是由偶然性导致的概率。

参考文献：

LAST J M，SPASOFF R A，HARRIS S S，et al. A dictionary of epidemiology[M]. 4th edition. New York City (NY)：Oxford University Press，2001.

附件3　任务计划

下面是一个任务计划的范例，可用于(为向受影响地区部署响应团队)制订明确的计划。任务计划应包括对目标的明确说明，并解决操作和技术问题，例如团队组成、工作计划、调查方法、设备、资金和时间表。

1. 任务简介和背景(现状概述，包括流行病学、临床和环境信息；各种假设；现有资源和支持；已采取的措施)

2. 风险分析

3. 风险管理

4. 任务的宗旨和目标

5. 调查计划(拟订的流行病学、环境、毒理学和实验室研究方法和工作计划摘要)

6. 团队组成和结构(成员单位、职责范围、团队角色和职责)

7. 行动、资源和时间表(包含计划和建议的会议、沟通的方式和频率的信息，例如情况报告、所需要的资源)

8. 响应和协调框架(建议成立暴发控制协调机制，以协调各利益攸关方的投入)

9. 风险和危机沟通

10. 其他事项

附件 4 对现场团队健康和安全的考虑

A4.1 部署前的安全问题清单

项目	现状	评价或拟采取行动
已进行初步风险评估		
现场成员简要介绍了当前的风险评估，以及定期提供更新和情况报告的流程		
所有现场成员均已接受必要的通用性和强制性培训并获得许可		
通行证件是最新的，获得了签证，并有授权书(译者注：针对需要跨境部署的团队成员)		
检查团队成员的接种状态并符合该地区的建议(同上)		
符合该区域建议提出的预防措施和其他保护措施		
提供现场和个人急救箱		
相关个人防护服和设备已到位		
保障人员安全的安全许可、住宿和交通要求		
转运重型设备及其他相关配套设施的安排		
建立沟通机制，尤其是在紧急情况下		
食品和水的安全评估		

A4.2 人身安全和调查的基本装备

实际所需要的装备取决于环境、实际状况和个人在调查中的角色，以下仅供参考：

个人物品

身份证及护照、签证等重要证件复印件	便携式手电筒
通信录	备用电池
备用眼镜或隐形眼镜	哨子

续表

个人急救箱、个人用药物	防水裤子和夹克
现金	太阳帽、太阳镜
野战口粮	驱虫剂
净水片或便携式净水器	杀虫剂处理过的蚊帐

个人防护装备

安全帽	防护眼镜
安全靴/鞋	听力防护设备
手套，以一次性丁腈材质为宜	反光夹克（高辨识度的）
合适的一次性防颗粒物呼吸器（过滤面罩）	长袖连体工作服

通信与信息技术

配备电源适配器的移动电话，通信录和紧急电话号码表	配备电源适配器和备用电池的坚固耐用的笔记本电脑
卫星电话	便携式 Wi-Fi 热点
双向甚高频便携式无线电	全球卫星定位系统

调查设备

监测气象条件的基本设备，如便携式风速计	满足事故需要的空气采样设备
化学品快速参考卡和数据表（塑封）	双筒望远镜
简便的风险和症状数据库（如 WISER 应急人员无线信息系统：https://wiser.nlm.nih.gov/）	计算器
	地图

（译者注：WISER 由美国国立医学图书馆开发，提供关于有害物质的多种信息，包括物质识别、理化性质、健康风险以及处置和急救指南等。该信息系统可以通过互联网访问，同时也提供针对 Windows PC、iOS 设备和 Android 设备的客户端；详细信息可以登录上文链接。）

附件5　现场调查期间的沟通和报告

A5.1　关于暴发控制的会议议程(示例)

介绍:与会成员及其各自的职责范围。 前次会议记录(如果有):××××××。 暴发情况更新:概况;病例数量及严重程度;流行病学报告;临床毒理学报告;实验室(毒理学)报告;环境报告;其他相关报告。 暴发处置:患者、公共卫生两个层面的控制措施;患者救治(包括解毒药物使用),医疗保健和社区两个层面;实验室(毒理学)方面:采样、样品处理和资源要求。 沟通:就媒体安排达成一致,包括指定发言人和媒体发布内容;对公众和专业人士的建议(如情况介绍);回应公众咨询的安排。 行政和后勤:所有人员的联系方式和所需的资源。 就采取的行动达成一致。 下次会议的日期和时间。

参考文献:

WHO. Foodborne disease outbreaks: Guidelines for investigation and control[M]. Geneva: World Health Organization, 2008.(译者注:该指南中文版《食源性疾病暴发:调查和控制指南》由人民卫生出版社于2009年出版。)

A5.2　事件报告示例

事件报告提供暴发状态更新,为牵头机构及其合作伙伴提供信息,以规划和修改其应对策略。报告提供了有关应急响应、近期和下一步行动、紧急情况影响分析和识别要处理的问题的最新信息,也可以用于宣传。

报告中提供的信息必须是真实的,没有臆测。信息应覆盖上一次报告至下一次报告的时间段。理想情况下,第一份情况报告应在抵达现场后24小时内发送给牵头机构和所有利益攸关方。后续情况报告的频率取决于实际情况和可用资源,但应至少每周发布两次。报告应简短(如1~3页)并针对调查(译者注:作者此处意在强调报告需要围绕调查本身,具有针对性)。下文概述了架构和内容的建议。

标题：某国某事件暴发情况报告

事件报告编号：

发布日期及涵盖的时间段：

地点：

编制人：

联络点及联系方式：

1.调查小组的组成

列出团队成员及其专业领域，说明团队向谁报告以及从何处获得支持(资助)。

2.到目前为止的情况摘要

描述暴发的类型和强度：确定受影响人群，提供监测、流行病学、实验室结果等详细信息，包括流行病学曲线、标记病例访问的地点和地图，应提供有关暴发情况的实时信息(如有可能)。

3.到目前为止所采取的行动

概述已完成的活动，通常是报告涵盖时间段内的；可能包括简报、会议、培训、现场走访、数据分析、信息处理等。

4.待完成/计划的行动

概述待完成/计划的行动，通常是报告涵盖时间段内的；可能包括程序审查、培训、现场调查和相关方面的简报；重复的内容可用表格展示；预计哪些行动可在下一次报告时完成。

5.识别已知或预计可能会出现的问题

概述在下一份报告发布前已知或(合理的)预计可能会出现的问题，如特定资源不足，难以到访感兴趣的地点；承认调查的重大成果并描述失误。

编写人(姓名及职务)：

批准人(姓名及职务)：

日期：

缩略语(译者注：此处指的是对报告中使用的缩略语进行的说明)：

参考文献：

WHO. Protocol for the investigation of acute respiratory illness outbreaks of unknown etiology[M]. Brazzaville: WHO Regional Office for Africa, 2016.

A5.3 评估暴发响应措施

下列问题有助于评估暴发响应措施：

• 何时收到暴发的首次报告？

• 暴发的首次报告是如何收到的？(译者注：此处应指报告方式，如电话、

传真、短信等）

• 何时以何种方式将其提交给相关卫生机构或组织（包括负责人）？有延误吗？

• 指定的接收暴发信息的人员是否进行了全面评估，并启动了适当的响应措施？

• 是否立即启动暴发调查？

• 负责的卫生机构是否提供了适当、充分的支持（即调查和控制方面的技术援助），使受影响地区的卫生部门能够做出有效、及时的响应？

• 当地、区域、国家和国际机构及利益攸关方之间的合作是否顺利？

• 当地卫生部门是否有足够的专业知识和能力应对暴发？

• 是否有适当的物资和人力资源（专家）？

• 是否有适当的标准和法规来防止未来发生类似暴发？

• 是否有适当的指南、协议和计划来应对未来的类似暴发？

• 沟通策略是否有效？与媒体、社区和利益攸关方的沟通渠道是否适当有效？

• 媒体是否适当参与并被用于向公众传播暴发信息？

• 在暴发调查完成后的两周内，是否对吸取的教训进行了回顾或讨论？

• 暴发调查报告是否会公布？如果没有，为什么？

A5.4 建议的暴发调查报告大纲

封面

报告题目

注明是首次报告还是结案报告，标题应当简洁明了，要包含调查问题的类型、地点、日期等信息。

报告日期

执笔者及调查人员的姓名和联系方式

摘要

摘要应当在报告完成后编写。摘要应当独立成篇，包含相关性最强的信息和结论。摘要中引用的所有信息必须在报告主体中体现。摘要中可以原文引用讨论部分的内容。包含的优先建议不应超过 6 项。

简介

说明问题及其公共卫生重要性；初次接到的信息（细节和时间）；事件调查的正当性；开展的调查类型及所涉及的机构。

背景

提供便于理解的一般信息，便于读者理解报告中的流行病学及其他信息（如人口规模、社会经济地位、种族）；对暴发出现的特定地区/机构的描述（如学校、行业或社区的规模、日常的运作和经营）；对问题进行描述；按顺序列出事项清单（这些导致要开展研究或调查）；概述提出的假设。

目的

明确调查要达到的目标；目的要简单明了、符合逻辑性；要包含各种需要检验的假设。

方法

流行病学研究：调查人群的描述；进行的研究类型；病例定义；确定病例和选择控制措施的程序；数据收集的方法，包括问卷设计、处理和内容；数据分析的方法。

临床及毒理学研究：开展的检查和研究；考虑的假设；采集样品（类型、数量）并进行分析。

实验室研究：样品采集和处理方法；检测实验室名称；所使用的实验室技术和数据分析方法。

环境调查：描述现场勘查情况；环境采样方法；检测实验室名称；所使用的实验室技术和数据分析方法。

结果

按照方法部分所述的顺序，展示所有相关的临床、实验室、流行病学和环境研究结果。本节中不要解释或讨论数据。

流行病学：病例数、总发病率；疾病的临床细节（症状、持续时间、住院情况、转归等）；疾病时间（流行曲线）、地点和人群（年龄、性别、种族、特定特征）分布（三间分布）的描述流行病学，以相应率/比值表示；风险因素暴露情况；根据所进行的研究类型（如队列研究或病例对照研究）对数据作进一步分析和展示。

临床和毒理学：检查的病例数；检查和分析的结果。

实验室（微生物、化学、毒理学）：采集的样品数量；不同类型样品的实验室分析结果。

环境调查与分析：调查结果；环境样品的实验室分析结果。

讨论

讨论是报告最重要的内容，应当包括：主要结果的汇总；结果（可能的）准确性和局限性；结论（有理有据，且拒绝模棱两可）；结果与文献中其他研究结果的关系；结果的影响；评估控制措施；下一步需要开展的研究。

建议

应给出初步建议，以及未来的预防和控制措施的建议。

参考文献

选取适当的参考文献，包括主要学术期刊上的综述，遵循标准引用格式，按照引文在报告文中出现的顺序进行编号。

附件

问卷和（或）其他调查表格；适当的现场报告；其他各种相关文件，包括新闻稿。

参考文献：

WHO. Foodborne disease outbreaks：Guidelines for investigation and control[M]. Geneva：World Health Organization，2008.（译者注：该指南中文版《食源性疾病暴发：调查和控制指南》由人民卫生出版社于 2009 年出版。）

附件 6 风险认知和风险沟通

A6.1 风险认知

应明确可能会影响人们对风险的认知的因素，以便通过沟通加以解决。

风险因素	增加公众关注和焦虑的情形
灾难的可能性	短时间内发生多起伤亡事件
熟悉程度	由全新的、不熟悉的、未知的或被忽视的因素导致的风险
理解程度	对风险机制或过程知之甚少，特别是在专家尚未达成共识的情况下
可控性	判定为超出个人掌控的情况，特别是判定为受到不可信的人控制的情况下（译者注：如犯罪分子、恐怖分子等）
是否自愿	暴露是非自愿的，外部强加的（被认为属于）
受影响的人群	风险对儿童、老人或孕妇产生特殊影响，或主要影响这些群体
影响的表现	可能在暴露后数年出现迟发的不良反应
对后代的影响	暴露对后代造成相当大的、可量化的风险
受害者	受害者所受到的威胁是实实在在的，而不是匿名的或仅存在于理论意义上；对不特定个体构成威胁
恐惧	可能导致特别可怕的死亡（或疾病、伤害）的不良影响
机构的公信力	公众对负责的组织/机构缺乏信任，特别是那些疏于监管的机构（译者注：指那些失职失察的监管机构）
媒体	泛滥的、缺乏同情心的报道；五花八门且相互矛盾的风险评估和风险沟通信息
公平	健康风险和利益分配不公的证据
利益	给予很少的利益补偿，或根本没有
可逆性	风险是不可逆的
源头	不良影响是由人为或失误导致的，而非自然原因导致的

A6.2 用于确定紧急情况下联系人和组织的工作表

组织或机构	要通知的机构或人员	联系人	电话、传真、电子邮箱(昼/夜)
地方政府	地方卫生官员		
	地方卫生部门的公共信息官员		
	地方环境健康官员		
	地方政府官员		
	地方政府的公共信息官员		
	当地应急响应组织(如消防、警察、应急管理服务和执法)		
	当地公共应急响应机构		
	当地医院		
	其他		
上一级地区政府	地区卫生主管		
	地区卫生部门的公共信息官员		
	地区政府执行机构		
	其他地区政府官员		
	其他		
国家政府	国家卫生主管		
	公共信息官员		
	国家政府执行机构		
	其他国家政府官员		
	其他		
国际组织	WHO 国家办事处		
	WHO 区域办事处		
	其他国际组织		
	非政府组织		
	其他		

续表

组织或机构	要通知的机构或人员	联系人	电话、传真、电子邮箱(昼/夜)
其他合作伙伴和利益攸关方(见附件6.3)			
地方、地区、国家和国际媒体组织			
其他			

A6.3 重大化学品相关暴发中的利益攸关方(示例)

受害者及其家人	顾问
社会公众及处于危险中的群体	供应商、供货商
应急人员	少数族裔、少数群体
地方、区域、国家、国际层面的各级公共卫生部门和机构	制度化群体(译者注：指囚犯等被集中管理的群体)
	宗教团体
媒体	老年人群
政府和非政府机构	特殊语言的群体
医生、护士及其他卫生保健人员	残疾人群
兽医	无家可归者
消防人员	居家人员
警察及其他执法人员	其他弱势群体
医院人员	文盲群体
卫生机构雇员	游客或商务旅行者及其家属
应急响应人员、执法人员、医院人员和卫生机构雇员的家属	在异乡的当地居民及其家属
	安保人员
军队领导人	服务和保障人员

续表

受害者及其家人	顾问
各级政府机构（有监管权的和无监管权的）	咨询机构
其他响应组织的员工	非政府组织
政治家、立法者、民选官员	教育界
工会官员和劳工领袖	科学界
法律专业人士	工商界
承包商	专业协会

A6.4 在突发公共卫生事件期间准备清晰简洁的信息指南

针对目标受众确定最重要的话题	为编制每条信息准备支撑材料（如视觉效果、示例、参考资料、个人叙述、类比、可信的第三方的背书，或获取更多信息指导）
明确如何纠正误解或错误信息	保证信息的简洁
准备三条表达核心观点的关键信息	编写推荐的信息，并提供支撑材料
针对每个关键信息准备要点	演练信息的交付

A6.5 媒体沟通清单

新闻稿内容：

标题
针对公众的关键信息
两三句话描述当前情况
主要发言人或机构负责人的表述，以展示其领导力和关注
当前正在采取的行动
下一步将要采取的行动
公众可能的反应，以及公众能够怎样提供帮助
联系信息（可借此获取来自机构的更多信息，联系其他组织和资源）

媒体工具包的内容：

新闻稿
概况介绍
发言人、(相关主题的)专家和其他人员的简历(视情况而定)
联系电话
有价值的各种报告或文件复印件(对报道该事件的记者来说)
视觉资料(如地图、图表、时间表、图纸和照片)
其他适当的材料

新闻稿模板：

[机构的信笺(译者注)]

新闻公报

实时发布

获取更多信息，请联系：

[日期]

[媒体联络人姓名]

[机构名称]

[电话]

[传真]

[电子信箱]

[非工作时间电话]

[获取更多信息的网址链接]

[标题，首字母大写、加粗]

[某行政区、某城市]——[日期]——[文本，双倍行距，首行缩进]

[第一段：简短(不宜超过 30～35 字)；包含最重要的信息]

[第二段：新闻的“5W”，即：谁(who)、什么事(what)、为什么(why)、何处(where)、何时(when)；试着在前几段引入主要发言人或机构负责人的表述]

如果新闻稿超过一页，请添加附页：

- 更多信息 -

这几个字放在页面底部居中，然后继续进入下一页，如下所示，附简短标题说明和页码

[简短标题]-第 2 页

[最后一段应该是该机构文案，包括简要说明以及各种被认为可能有帮助的信息，如机构类型、地址和网站链接]

新闻稿结尾处应注明“结束”或“###”，底部居中，提示读者或记者已经阅读至结尾。

译者注：此处指的是文稿的抬头，类似于国内官方通报的“红头文”。

译者注：以下表格是机构接到媒体咨询的电话记录及转办记录。

咨询时间： 咨询性质： 索要的具体信息： 咨询类型： 　　针对信息（如果是，针对什么信息） 　　针对建议（如果是，针对什么建议） 　　针对行动（如果是，针对什么行动） 其他： 通话结果： 哪些人能够做出答复： 哪些人不能做出答复： 推荐的应答者： 其他： 要求采取的进一步行动：（译者注：指媒体要求机构做出进一步答复等回应） 无：（译者注：指媒体没有要求机构做出进一步答复等回应） 要求提供的进一步的信息： 回拨电话：（译者注：指媒体留给机构的方便进一步联系的电话） 紧迫性（勾选）：（译者注：指媒体咨询及要求答复的紧迫性） 　　特急（立即答复） 　　紧急（24 小时内答复） 　　一般 咨询人：　　　　　　　　　　　　　日期： 该表格应符合当地要求。

附件 7　流行病学信息

A7.1　环境流行病学研究设计的特点

研究设计	人群	暴露	健康结局	混杂因素	缺点	优点
描述性研究	多个人群，包括亚群	既往或当前的	发病率和死亡率统计，病例组信息等	难以测量或区分	难以在暴露与结果间建立真正的因果关系	成本低，快捷，可用于提出假设
横断面研究	社区或特殊人群，暴露或非暴露人群	当前的	当前观察到的	可以测量，但难以控制	难以在暴露与结果间建立真正的因果关系	可用来估计患病率，快捷，可用于大人群研究
生态学研究	不同的人群	来自已有的记录	发病率和死亡率统计	难以控制，且出现生态学谬误的风险很高	研究结果难以推广到个体	低成本，可用于研究罕见病
病例对照研究	小规模人群	根据记录和访谈确定既往暴露	研究开始时已经知晓且进行定义	一般易于测量，并可在设计和分析时进行控制	无法同时研究若干种健康结果，研究结论可能无法普遍推广	低成本，时效性强，可用于研究罕见病
前瞻性队列研究	社区或特殊人群，暴露或非暴露人群	研究开始时确定，研究期间可能会发生变化	研究期间确认	一般易于测量，并可在设计和分析时进行控制	成本高昂，时效性通常不好，暴露状态可能会随时间推移而变化，失访问题	可以研究一种暴露因素的若干种健康结果，长期随访

续表

研究设计	人群	暴露	健康结局	混杂因素	缺点	优点
回顾性队列研究	社区或特殊人群(职业队列),暴露或非暴露人群	已经发生,需要既往的检测记录	需要既往的诊断记录	通常很难测量,因为可能没有记录	报告的暴露时间和剂量反应关系对健康的影响可能不完整或不准确	与前瞻性队列研究相比,成本更低、速度更快;如果有可靠的记录,这是理想的选择
时间序列研究	大规模人群	当前的变化中的暴露(如每日)	当前的变化中的死亡率(如每日)	通常难以区分	有若干混杂因素可能依旧无法测量及调整	可用于研究急性效应和确定趋势
实验研究(干预性的)	社区或特定人群	研究开始时控制并分配	研究期间测量	一般易于测量,并可在设计和分析时进行控制	成本高昂;伦理问题,只能用于评估治疗和预防性干预措施;失访问题	提供最有力的因果证据
动态监测	社区或特定人群	当前的	当前的	难以区分	很难证明因果关系	成本低,尤其是在使用现有监测信息时

参考文献:

WHO. Investigating environmental disease outbreaks. A training manual (WHO/PEP/91.35)[M]. Geneva: World Health Organization, 1991.

A7.2 样本量

流行病学研究的样本量的选择,要在统计精度和资源有效利用之间做出平衡。研究的样本量由研究目的、人群规模、数据分析方法、所需精确度、置信区间或风险水平，以及所测量属性的变异程度等因素决定。

最常用于确定假设检验样本量的方法是效能计算。统计教科书中描述了各种计算样本量的公式，并有计算机软件可供使用。本手册不再赘述，请咨询统计学家。另一种方法是使用样本量表，其中所需样本量的估计基于总体规模、置信区间、精确度和所研究属性的变异程度(表 A7.1 和表 A7.2)。

表 A7.1　样本量表

精度分别为±3%、±5%、±7%和±10%，95%置信区间，P(人群中的最大变异系数)=0.5。

人群规模	不同精度的样本量			
	±3%	±5%	±7%	±10%
500	a	222	145	83
600	a	240	152	86
700	a	255	158	88
800	a	267	163	89
900	a	277	166	90
1000	a	286	169	91
2000	714	333	185	95
3000	811	353	191	97
4000	870	364	194	98
5000	909	370	196	98
6000	938	375	197	98
7000	959	378	198	99
8000	976	381	199	99
9000	989	383	200	99
10000	1000	385	200	99
15000	1034	390	201	99
20000	1053	392	204	100
25000	1064	394	204	100
50000	1087	397	204	100

续表

人群规模	不同精度的样本量			
	±3%	±5%	±7%	±10%
100000	1099	398	204	100
>100000	1111	400	204	100

注：a 表示如果正常人群低发，则整群抽样。

表 A7.2 样本量表

精度分别为±5%、±7%和±10%，95%置信区间，P（人群中的最大变异系数）=0.5。

人群规模	不同精度的样本量		
	±5%	±7%	±10%
100	81	67	51
125	96	78	56
150	110	86	61
175	122	94	64
200	134	101	67
225	144	107	70
250	154	112	72
275	163	117	74
300	172	121	76
325	180	125	77
350	187	129	78
375	194	132	80
400	201	135	81
425	207	138	82
450	212	140	82

这些样本量反映了应答数量，而未必是完成的问卷数量或计划的访谈数量。这些数字通常会增加以弥补未应答和其他失访。样本量基于被测属性呈

正态分布或接近正态分布的假设。如果不能满足这一假设，则可能必须对整个人群进行调查。

参考文献：

ISRAEL G D. Determining sample size (PEOD-6)[M]. Gainsville (FL): Institute of Food and Agricultural Sciences, University of Florida, 2013:1-5.

附件 8　环境采样

A8.1　采集环境样品的标准操作程序

各类环境样品采集的标准操作程序可参考下列文件。

空气采样

Procedures for collecting ambient air samples. Athens (GA): Science and Ecosystem Support Division, Environmental Protection Agency, 2016 (https://www.epa.gov/quality/procedures-collecting-ambient-air-samples).

地表水采样

National field manual for the collection of water-quality data (NFM). Reston (VA): United States Geological Survey, 2018.

(https://www.usgs.gov/mission-areas/water-resources/science/national-field-manual-collection-water-quality-data-nfm? qt-science_center_objects=0#qt-science_center_objects).

地下水采样

ISO 5667-11:2009. Water quality-Sampling-Part 11: Guidance on sampling of groundwaters. Geneva: International Standards Organization, 2009 (https://www.iso.org/standard/42990.html)

Groundwater well sampling. Standard operating procedure 2007. Washington DC: Scientific Engineering, Response Analytical Services, 2017 (https://clu-in.org/download/ert/2007-R00.pdf).

土壤

ISO 18400-104:2018. Soil quality-Sampling-Part 104: Strategies. Geneva: International Standards Organization, 2018 (https://www.iso.org/standard/65223.html).

Soil gas sampling. Standard operating procedure 2042. Washington DC: Scientific Engineering, Response Analytical Services, 2001 (https://response.epa.gov/sites/2107/files/2042-R00.pdf).

A8.2 环境采样检查表

明确规定采样目的 ☐	从实验室获得相关建议 ☐
明确采样区域 ☐	规定最小采样体积 ☐
明确采样位置 ☐	约定预期的结果时限 ☐
就所有待采样介质达成共识 ☐	提供适当的容器 ☐
明确采样方法 ☐	提供所需的防腐剂 ☐
规定拟采样数量(包括平行样) ☐	确定采样人员 ☐
规定拟分析参数 ☐	提供必要的个人防护装备 ☐
明确(经认证的)实验室 ☐	

A8.3 采样记录

每个环境样品都必须有完整的记录文件，至少应包含：

样品唯一性编号	怀疑样品中可能含有的风险因素
采样日期和时间	各种现场检测的结果
采样人	目的地实验室的名称和地址
采样地点	送样日期和时间
样品来源	其他详情
使用的采样方法	

A8.4 评估环境样品的代表性

以下列出了确定环境样品代表性应解决的一些问题。该清单并非详尽无遗，可能不适用于所有暴发事件。

1.是否采集了足够的样品来确定潜在暴露的空间范围？

例如，在疑似地下水污染的暴发中，检测水井的数量和位置、检测住宅和市政供水井的数量必须足够多。

2.污染物是如何分布的？有“热点”吗？

例如，当地表水(例如河流)受到污染时，疏水性污染物往往会积聚在沉积物中，通常会产生热点。是否专门选择采样地点来识别高污染区域？

3.是否在最可能受污染影响的区域进行了采样？如果怀疑有特定暴露来源，应在靠近暴露来源的位置进行采样。

4.是否随时间变化进行采样以确定污染的时间分布？

例如，既往对特定污染物浓度的监测有助于确定该化学品的背景浓度，并评估该化学品近期浓度的变化方式与观察到的健康效应的变化方式之间是否存在关联。

5.数据是基于随机抽样还是长期采样？

例如，在急性暴发阶段可能要采样（除非有现成数据可用），随机抽样只能展示环境污染总体趋势的一个瞬间。

6.采样频次是否足以描述对公共卫生的威胁？

例如，如果疾病暴发出现在垃圾填埋场附近的居民区，现场气体检测的频次应足以描述危险因素的急性暴露。

7.暴露点测得的浓度是多少？

例如，任何介质被污染后，单纯检测环境浓度未必可以合理代表暴露剂量和内剂量，如有可能也应检测内剂量。

8.以何种形式对污染物进行采样分析？

9.基于当前对受影响地区的了解，这种污染模式是否合理？

参考文献：

EUA DEPARTMENT OF HEALTH AND HUMAN SERVICES. Public health assessment guidance manual. Atlanta（GA）：Agency for Toxic Substances and Disease Registry，2005.

A8.5　环境调查工具包物品示例

现场调查人员的工具包，包含暴发环境调查必须的设备、规格板和其他物品。以下列举并非详尽无遗，可能主要适用于环境随机抽样，要取决于暴发的实际情况。

卷尺	塑料或不锈钢勺子
拍照设备，最好是数码相机	小铲子
密封的、预先贴上标签的适当规格的琥珀色玻璃瓶和聚乙烯或聚丙烯塑料瓶	己烷清洗过的不锈钢剪刀
	长柄勺
预先贴上标签的自封口塑料袋	不锈钢桶

续表

工作日志	结实的绳索
流转记录和签章	移液管(一次性塑料)
现场信息登记表	带冰袋的冷藏箱
记号笔(不可擦除)	pH 值试纸
刮刀	空气检测管，如德尔格检测管(译者注：指的是由德国 Dräger 公司生产的快速检测管)
水瓢	

A8.6 表面擦拭采样

下文概述了表面擦拭采样收集颗粒物、金属和不易挥发的液体污染物的标准方法，不适用于多氯联苯。方法仅供参考，应向检测实验室寻求建议，以确保采样工具和程序与实验室程序相匹配。下表优先列出所需的典型设备。

设备类型	细节
采样容器	可密封的塑料袋(首选拉链式自封口)
	玻璃或塑料瓶(有机溶剂样品需要玻璃瓶)
采样介质(各种类型)	棉纱布：5 cm×5 cm 或 10 cm×10 cm
	无灰定量滤纸(典型的直径为 4～10 cm)
	预包装湿巾：制造商提供的用锡箔包装、浸泡溶剂的一次性擦拭巾
个人防护装备：手套	与污染物、溶剂和疑似的现场危害相适应
溶剂	蒸馏水、异丙醇、乙醇、甲醇、正己烷，或已经预先浸泡在采样介质上，取决于分析物。应向实验室进行确认
规格板	塑料或纸板框架，10 cm×10 cm 或其他标准尺寸

在预先确定的区域通过擦洗或用溶剂预先浸泡的采样介质擦拭，采集非多孔表面样品。应根据指定实验室的建议选择用于样品转运的采样介质、溶剂和容器。

以下方法是美国环保局使用的标准操作程序：

1.选择适当的采样点，测量选定区域，记录要擦拭的面积，或使用规格板(塑料或纸板框架，10 cm×10 cm)。

2.戴上新的、洁净的一次性手套。

3.打开采样介质(如无菌纱布),记录编号。

4.用 1～2 mL 适当溶剂(如蒸馏水)润湿采样介质(纱布),或使用已经预先浸润好的纱布。涂抹的溶剂不要超过润湿纱布约 80%面积所需的量。尽量避免纱布上溶剂过多,因为样品可能会随之滴下来。

5.以水平和垂直两个方向用力擦拭标记的表面区域约 10 次,直至覆盖整个表面。擦拭后将采样介质向内对折,然后继续擦拭。再擦拭 10 次,如果有可能,再次将采样介质向内对折。

6.将采样介质置于 40 mL 琥珀色瓶中,或预先备好的、适当的、带有聚四氟乙烯内衬盖的样品容器。

7.盖好容器,贴标签,置于塑料袋中。

8.在适当的表格上记录样品标识、取样表面积以及样品和表面的说明。

9.每组样品(一般是每 6 个)中包含一个空白样。

10.条件适宜时,将样品放在冷藏箱中并避免阳光直射。

11.清洁可重复使用的规格板,或丢弃并更换一次性规格板,为下一次擦拭采样做准备。

12.处理下一个采样介质前,应更换手套。

参考文献:

Chip,wipe,and sweep sampling. Standard operating procedure 2011,rev 1.1[S]. Washington DC:Scientific Engineering,Response Analytical Services,2017.

附件 9　临床特征

A9.1　与毒物和环境化学品中毒有关的临床特征示例

毒物/毒性分类	作用机制	典型表现[①]	毒物与环境化学品示例
抗胆碱能药物	毒蕈碱受体拮抗作用	兴奋，神志不清，口干，皮肤干燥，体温过高，瞳孔散大，麻痹性肠梗阻，心动过速和尿潴留	抗组胺药物，抗毒蕈碱药物，抗精神病药物，阿托品，丝盖伞属毒蘑菇，曼陀罗，三环类抗抑郁药物
抗有丝分裂药物	对分裂中的细胞有细胞毒性	脱发，骨髓抑制，腹泻，黏膜炎症，呕吐	砷，秋水仙碱，化疗药物，免疫抑制剂，电离辐射（译者注1），鬼臼碱，铊
强心苷类	Na^+/K^+-ATP酶（即钠钾离子泵）抑制，迷走神经张力增高	心律失常，意识模糊，低血压，恶心，呕吐，视物变黄	地高辛，毛地黄（洋地黄），铃兰，夹竹桃，哇巴因，红海棠
胆碱能药物	毒蕈碱和（或）烟碱受体激动剂，抑制乙酰胆碱酯酶活性	心动过缓，出汗，呼吸困难，流泪，括约肌失控，瞳孔缩小，肌束震颤，肌肉麻痹，呕吐和气喘	氨基甲酸酯，神经性毒剂（沙林、梭曼、塔班、VX、第四代神经毒剂 novichoks），毒芹，丝盖伞属毒蘑菇，金链花，尼古丁，有机磷酸酯类
腐蚀性物品	对组织产生直接化学刺激或反应	流涎，吞咽困难，呼吸困难，呕血，黑便，局部疼痛，呕吐，水疱，皮肤灼伤	酸，碱，硫酸铜，氢氟酸，铁盐，百草枯
碳氢化合物	中枢神经毒性（挥发性烃类）或吸入性肺炎	心律失常，昏迷，意识模糊，咳嗽，呼吸困难，肠胃不适	苯，柴油，汽油，煤油，甲苯

续表

毒物/毒性分类	作用机制	典型表现①	毒物与环境化学品示例
有毒金属和类金属	氧化还原反应（译者注2）	心律失常，神志不清，低血压，胃肠功能紊乱，金属烟雾热，周围神经病变	砷，铬，铁，钴，铅，铊
离子通道阻滞剂	抑制快速电压依赖性 Na^+ 通道	心律失常，意识模糊，低血压，胃肠道紊乱，口周感觉异常，癫痫发作	乌头，抗心律失常药物，局麻药物，河豚毒素
高铁血红蛋白形成剂	血红蛋白氧化（成为高铁血红蛋白）	发绀，头痛，乏力，头晕，焦虑，神志不清，呼吸困难，昏迷，癫痫发作	亚硝酸钠，硝酸钠或硝酸钾，氯酸盐，苯胺，硝基苯，氨苯砜，敌稗
线粒体毒性	氧化代谢障碍	恶心，呕吐，头痛，精神状态反常，呼吸困难，低血压，癫痫发作，代谢性酸中毒	米酵菌酸（发酵食品），一氧化碳，氰化物，硫化氢，磷化氢，叠氮化钠，氟乙酸钠
阿片类	μ受体激动剂	昏迷，低血压，通气不足，瞳孔缩小，非心源性肺水肿	阿片类，γ-羟基丁酸酯(GHB)，奥氮平
呼吸道刺激物	对组织产生直接化学刺激或反应	支气管痉挛，咳嗽，呼吸困难，肺水肿，胸骨后疼痛	氯气，氮氧化物，硫氧化物，二噁英，工业化学品，烟雾吸入
水杨酸盐	弱酸，线粒体呼吸解偶联	昏迷，耳聋，出汗，通气过度	—
镇静剂	γ-氨基丁酸(GABA)受体激动剂	共济失调，构音障碍，动作不协调，眼球震颤，意识水平降低	乙醇，巴比妥类，苯二氮䓬类，GHB，γ-丁内酯（GBL），溴化物

续表

毒物/毒性分类	作用机制	典型表现①	毒物与环境化学品示例
5-羟色胺综合征	5-羟色胺受体激动剂，5-羟色胺再摄取转运蛋白抑制剂	自主神经紊乱：血流动力学紊乱，高热，括约肌紊乱 神经系统：阵挛，反射亢进，震颤，癫痫发作 精神：亢奋，谵妄，意识紊乱	安非他明，可卡因，亚甲二氧基甲基苯丙胺（MDMA，译者注3），亚甲蓝，单胺氧化酶抑制剂，选择性5-羟色胺再摄取抑制剂，圣约翰草（译者注4），三环类抗抑郁药物，曲马多，曲坦类，文拉法辛
拟交感神经药物	肾上腺素能激动剂；儿茶酚胺代谢或再摄取抑制	躁动，出汗，亢奋，血流动力学紊乱，高热，反射亢进，瞳孔散大，癫痫发作，震颤	安非他明，可卡因，MDMA
戒断效应	相关受体表达或配体敏感性变化，交感神经过度兴奋	躁动，出汗，亢奋，血流动力学紊乱，高热，反射亢进，瞳孔散大，癫痫发作，震颤	抗抑郁药物，抗精神病药物，可乐定，可卡因，乙醇，GHB，GBL，阿片类药物

注：①通常取决于剂量。

译者注1：原文如此，但电离辐射属于物理有害因素而非化学性的。

译者注2：指重金属离子通过与呼吸酶结合，抑制正常的呼吸作用。

译者注3：摇头丸的主要成分。

译者注4：国内一般称之为贯叶连翘，为藤黄科金丝桃属植物。

参考文献：

[1] BATEMAN N，JEFFERSON R，THOMAS S，et al. Oxford desk reference：Toxicology[M]. Oxford：Oxford University Press，2014.

[2] GOLDFRANK L R，FLOMENBAUM N E，LEWIN N A，et al. Goldfrank's toxicologic emergencies[M]. New York City (NY)：McGraw-Hill，2007.

A9.2 与化学品暴露相关的临床特征

临床特征	化学品(示例)
痤疮	合成代谢类固醇,二噁英
急性呼吸窘迫综合征	氯气,光气,金属烟雾热,羰基镍,阿片类
躁狂	抗胆碱能药物,苯二氮䓬类(阵发性),咖啡因,麦角衍生物,5-羟色胺综合征,拟交感神经药物,曲马多,戒断反应
脱发	烷化剂,电离辐射,铊
心律失常	乌头,抗心律失常药物,抗惊厥药物,抗抑郁药物,抗精神病药物,强心苷,锂,美沙酮,苯妥英,拟交感神经药物,河豚毒素,茶碱,挥发性溶剂
共济失调	乙醇,苯二氮䓬类,卡马西平,一氧化碳,锂,汞,苯妥英,溴化钠
出血(凝血时间延长)	抗凝剂(灭鼠剂,如大隆和溴敌隆;药物,如华法林),蛇毒
失明	汞,甲醇,尼古丁,奎宁,铊
水疱	腐蚀性化学品,芥子气,植物(如毒藤、部分芸香属),昏迷性大疱(如一氧化碳、巴比妥类、阿片类、苯妥英)
心动过缓	胆碱能药物,β受体阻滞剂,钙通道阻滞剂,地高辛
支气管痉挛	氯气,β受体阻滞剂,组胺,致敏物,对肺有刺激性的物质
昏迷	乙醇,抗胆碱能药物,抗组胺药物,巴比妥类,苯二氮䓬类,氰化物,一氧化碳,精油,石油烃类,GHB,GBL,降糖药物,胰岛素,阿片类,溴化钠
意识模糊	乙醇,苯二氮䓬类,一氧化碳,地高辛,毒芹,汞,苯妥英,溴化钠
便秘	抗胆碱能药物,肉毒杆菌中毒,钙通道阻滞剂,阿片类
腹泻	胆碱能药物,秋水仙碱,组胺,电离辐射,金属(砷,铁,锂)
出汗	炭疽毒素,胆碱能药物,降糖药物,胰岛素,水杨酸盐,拟交感神经药物,戒断反应
椎体外系反应	抗精神病药物,一氧化碳(慢性),铜,多巴胺拮抗剂,被MPTP(译者注1)污染的海洛因,锰,汞,口服避孕药物
流感样症状	一氧化碳,金属烟雾热,有毒气体

续表

临床特征	化学品(示例)
肝性脑病	四氯化碳，扑热息痛，真菌(如鹅膏菌)，植物(如苍耳、望江南)
肝静脉闭塞综合征	吡咯里西啶类生物碱，如天芥菜和千里光属
高热	2,4-二硝基苯酚，五氯苯酚，抗胆碱能药物，金属烟雾热，拟交感神经药物
高血压	铅，甘草，蝎毒，5-羟色胺综合征，拟交感神经药物，戒断反应
低血压	抗胆碱能药物，β受体阻滞剂，钙通道阻滞剂，挥发性全身麻醉剂
耳聋耳鸣	氨基糖苷类，袢利尿剂，金属，水杨酸盐
瞳孔缩小	胆碱能药物，神经毒剂，GHB，GBL，奥氮平，有机磷酸酯类，阿片类
瞳孔散大	抗胆碱能药物，肉毒杆菌中毒，拟交感神经药物
神经病	乙醇，砷，肉毒杆菌中毒，秋水仙碱，氨苯砜，金，铅，汞，一氧化二氮，有机磷，铊，甲基溴，苦木薯(konzo，译者注2)
眼球震颤	乙醇，抗惊厥药物，巴比妥类，锂，奎宁
感觉异常	海洋毒素(如短尾蛤毒素、石房蛤毒素、雪卡毒素)，己烷
肺纤维化	胺碘酮，博来霉素，环磷酰胺，百草枯，丁二酮(译者注3)
癫痫发作	抗胆碱能药物，樟脑，一氧化碳，锂，金属，有机磷酸脂类，有机氯杀虫剂，苯妥英，奎宁，水杨酸盐，5-羟色胺综合征，毒鼠强，茶碱，曲马多，挥发性碳氢化合物，戒断反应

译者注1：1-甲基-4-苯基-1,2,3,6-四氢吡啶，实验室自制的合成或半合成毒品中可能出现的一种杂质，可以导致帕金森症状。

译者注2：konzo指非洲地区流行的一种由于食用加工不当的苦木薯(含有氰化物)导致的食源性疾病。

译者注3：丁二酮常作为电子烟的添加剂，被认为与肺纤维化有关联。

参考文献：

[1] BATEMAN N, JEFFERSON R, THOMAS S, et al. Oxford desk reference: Toxicology[M]. Oxford: Oxford University Press, 2014.

[2] GOLDFRANK L R, FLOMENBAUM N E, LEWIN N A, et al. Goldfrank's toxicologic emergencies[M]. New York City (NY): McGraw-Hill, 2007.

附件 10 毒理学研究

A10.1 生物监测，适用于基于人群的研究

样品	采样方式	暴露时间范围	生物标志物类型	示例
血液	侵入式	中长期	暴露与效应生物标志物	重金属/类金属、有机化合物、药物、农药
血脂	侵入式	长期，数月至数年	暴露（吸收）生物标志物	二噁英、多氯联苯
尿	非侵入式	24～48 小时	暴露与效应生物标志物	重金属/类金属、邻苯二甲酸酯类、有机溶剂代谢产物
乳汁	非侵入式	可以反映长期	暴露生物标志物	二噁英、多氯联苯、汞
呼出气	非侵入式	短期：数小时	暴露生物标志物	有机溶剂
毛发	非侵入式	中短期	暴露生物标志物	重金属/类金属（砷、汞）、有机化合物
指甲	非侵入式	中短期	暴露生物标志物	重金属/类金属（砷）
唾液	非侵入式	中短期	暴露与效应生物标志物	汞、阿特拉津
产后脐带血	非侵入式	中长期	暴露与效应生物标志物	重金属、有机化合物

参考文献：

BAKER D P，HOGAN K，KESHISHIAN C，et al. Essentials of toxicology for health protection：A handbook for field professionals[M]. London：Health Protection Agency，2009.

A10.2 毒理学检测试剂盒

调查准备阶段有一件事非常重要：有适当的采样设备和容器。调查时可以使用预包装的采样套件，并确保容器、针头、注射器不含污染物。套件可能包含：

• 1×10 mL 聚丙烯肝素锂采血管。

• 1×5 mL 玻璃（如果没有，可用聚丙烯）肝素锂采血管。

• 1×10 mL EDTA 管。

• 1 副中号丁腈手套。

• 1 个无菌拭子（水）。

• 1×50 mL 采尿管，带螺旋顶盖，开口足够大，允许男性/女性直接排尿，从而最大程度降低交叉污染风险。

• 1×30 mL 注射器，1×5 mL 注射器，1×21G 1.5″针头（对应国内 21 号针头，直径 0.8 mm，长度 38 mm）。

• 所有包装贴上符合 UN3373 规定的标签，且为每名患者填写申请单。

• 一份说明书。

试剂盒中的采血管应具有塑料或金属内衬顶盖，因为带有凝胶隔膜或肝素溶液凝胶的试管可能会析出化学物质。

国际航空运输协会（International Air Transport Association）发布了《包装说明 650》，其中给出了危险品法规中归类为 UN3373 生物物质 B 类的液体和固体的包装要求。

参考文献：

[1]Initial Investigation and management of outbreaks and incidents of unusual illness，version 5.0. London：Public Health England，2010.（译者注：纠正一处错误，该文件的编制单位并非 Public Health England，而是其前身 Health Protection Agency，2013 年 4 月才改组为 Public Health England；2021 年 10 月 1 日，UK Health Security Agency 正式成立，Public Health England 停止运作。）

[2] Packing instructions 650. Geneva：International Air Transport Association，2017.

A10.3 用于毒理学分析的生物样品的采集和处理指南

采样前

1.咨询拟进行分析的实验室，以确定应采集哪些样品，最小采样量以及样品采集、处理和转运的各种特殊要求，如是否使用以及使用哪种抗凝剂，样品是否应在发出前离心，样品是否可以冷冻。

2.与实验室就以下细节达成共识：拟发送的样品数量、周转时间、报告结果的要求，以及遇到各种问题时的联系人。

3.确保在暴发现场备有采样所需的所有设备和材料,并提供各种特殊说明(见下文)。

4.确定采样人员(如调查组成员、当地卫生人员),并确保他们接受了必要的培训。

5.编制采样方案,并确保负责样品采集和转运的人员熟悉采样方案。

6.明确必要的样品采集、储存和转运的后勤安排。

样品采集

需要以下材料和设备:

一次性丁腈手套	注射器和针头
止血带	锐器盒
无菌棉签(水)	标签和记号笔(不可擦除)
实验室指定的采样管,如10 mL聚丙烯肝素锂采血管,5 mL玻璃肝素锂采血管,10 mL EDTA管,50 mL采尿管(带螺旋顶盖)	实验室送检单
	冷藏箱(储存样品)
	包装材料

1.在采集生物样品之前,尽可能确保患者已进行洗消,以免在采样时污染样品。

2.采样时尽可能避免样品容器受到外界污染。

3.避免使用某些湿巾或湿棉签清洁静脉穿刺部位,因为可能含有干扰检测的溶剂和微量元素。应使用无菌水(如果皮肤洁净则使用干棉球)代替。

4.尽量使用具有塑料或金属内衬顶盖的采血管,因为带有凝胶隔膜或肝素溶液凝胶的试管可能会析出化学品。真空吸引器、软塑料瓶、可重复使用的容器和橡胶塞可能会污染样品。如果必须使用真空吸引器,则应随样品同时发送空白对照。

5.采样管(如5 mL玻璃肝素锂采血管)应充满,以尽可能减少其中的空气体积。所有采样管都要拧紧。不要离心(除非实验室有明确要求)。

6.样品容器和送检单应根据当地或国际协议明确标识并标记为高风险(如果适用)。标签上应标明唯一性编号、患者姓名、样品类型、采样日期和地点以及采样人姓名。如用塑料袋包装样品,请将样品放在袋子的可密封部分内。

7.为每一位患者填写实验室送检单(参见附件10.4)并附在样品上(如塑料袋表面)。需要检测大量患者时,送检单以汇总表形式提交给实验室可能更加实用(参见附件 10.6)。

8.用瓦楞纸板或任何其他合适的纸板材料将塑料袋紧紧包裹起来,以免在运输过程中损坏,然后放入纸箱中,用胶带封住纸箱。

9.包装上的地址标识应有寄件人姓名和实验室名称,以及寄件人和收件人的完整地址和电话号码。标识还应包括样品详细信息、适当的风险告知和储存温度要求。

10.应根据高风险样本的最佳实践方案,及时将样本安全转运至指定实验室。如有可能,应通过电话或电子邮件方式联系接收实验室。调查人员应参考国际航空运输协会(IATA)的最新规定和指南,了解详细的包装、标识和搬运要求。

11.为了在运输过程中保持推荐温度(4～8 ℃),运输包装应在外层容器周围至少有 4 个或更多冰袋(如果有空间),可保持低温 2～3 天。如果可行,应在包装中插入冷链监测设备。

12.如不能及时转运,样品应在 4 ℃下临时储存(无须开封或离心),除非实验室有明确要求。应尽快(至少在 24 小时内)将样品转移到指定的医学毒理学实验室,以免长时间储存时可能会出现的毒物降解或吸附到样品管上。

13.如果有条件,尽可能长时间储存采集自疑似患者的样品,以备必要时复检。如果搞清楚暴发的临床和流行病学情况,所采集的样品可能不需要进行毒理学检测;但如果没有在适当的时间采集足够的样品,则可能无法对致病因素进行回顾性识别。

14.如果涉嫌故意投毒或其他司法情形,应详细记录样品信息,因为调查结果可能会启动民事/刑事诉讼。

参考文献：

[1] Packing instructions 650. Geneva: International Air Transport Association, 2017.

[2] Initial Investigation and management of outbreaks and incidents of unusual illness, version 5.0. London: Public Health England, 2010.(译者注:该文件的编制单位并非 Public Health England,而是其前身 Health Protection Agency,2013 年 4 月才改组为 Public Health England;2021 年 10 月 1 日,UK Health Security Agency 正式成立,Public Health England 停止运作。)

[3] WHO. Guidelines for the collection of clinical specimens during field investigation of outbreaks. Geneva: World Health Organization, 2000.

A10.4 实验室分析申请单示例

委托实验室或机构(REQ): 毒理学检测实验室(ATL):				
患者详情				
姓名			性别	
唯一性编号		出生日期	年龄	
医院		病区		
检测申请人		调查员或顾问		
样品详情				
采样日期	采样时间	采样类型(示例)	REQ 编号	ATL 编号
		血(肝素)10 mL		
		血(EDTA)10 mL		
		血(EDTA)		
		血(肝素,玻璃管)5 mL		
		尿 30 mL		
暴露细节				
暴露地点和方式				
暴露日期				
暴露时间				
可能暴露于哪种毒物(如果已知,给出 CAS No.)				
暴露时长(以分钟为单位估算)				
临床特征(尽可能详细描述)				
事件的简要描述				
报告人姓名及地址: 联系电话:				

译者注:CAS No.指的是美国化学文摘服务社为每种化学物质编制的登记号,同一种化学物质可能会有不同的名称(包括俗称、商品名等),但 CAS No.是固定的,因此可以用来快速准确地检索化学物质信息。

A10.5 证据链表格示例

提交机构			电话	传真
启动调查者				
事件编号(如果有)				
样品详细信息				
采样地点				
样品编号	样品类型和说明(容器、采样方法、内容物、体积)			
备注				
样品转运者				
日期	编号	送样人	收样人	为何转运？

A10.6 实验室检测列表示例

地区： **报告日期：** **报告人：**

事件编号	患者姓名	医疗机构	患者信息		实验室收样日期[3]			实验室检测结果[5]			实验室发出结果的日期[6]			记录	
			出生日期[1]	发病日期[2]	血	尿	其他(类型和日期)[4]	血	尿	其他(类型和日期)[4]	血	尿	其他(类型和日期)[4]	最终分类[7]	最终状态[8]

注：1.如果知道，尽可能记录完整详细，至少也要记录到年或月。

2.首次出现症状的日期。

3.分别记录实验室收到每种样品的日期。

4.如果送来了其他样品如头发，请在这里标注并注明收样日期。

5.记录在每种样品中检出的化学品，如果未检出则标注阴性。

6.记录将检测结果发送给申请医师的日期。

7.用代码记录病例的最终分类，如：1＝疑似病例；2＝确诊病例；3＝排除病例；4＝疑似病例，实验室结果待定；9＝未知。

8.用代码记录患者的结局，如：A＝存活；D＝死亡；L＝失访。

参考文献

[1] WHO. IPCS risk assessment terminology (Harmonization project document No. 1)[S]. Geneva: World Health Organization, 2004.

[2] ECIC. Facts and figures 2018 of the European chemical industry[S]. Brussels: European Chemical Industry Council, 2018.

[3] WHO. The public health impacts of chemicals: Knowns and unknowns[S]. Geneva: World Health Organization, 2016.

[4] WHO. Manual for the public health management of chemical incidents[S]. Geneva: World Health Organization, 2009.

[5] WHO. International Health Regulations (2005) [S]. 3rd edition. Geneva: World Health Organization, 2016.

[6] Centers for Disease Control and Prevention. Guidelines for investigating clusters of health events[J]. Morbid Mortal Wkly Rep, 39(RR-11): 1-16.

[7] WHO. Disease outbreaks[S]. Geneva: World Health Organization, 2019.

[8] SIMPSON B W, TRUANT P, RESNICK B A. Stop and listen to the people: An enhanced approach to cancer cluster evidence[J]. Am J Public Health, 2014, 104(7): 1204-1208.

[9] LEVY A G, WEINSTEIN N, KIDNEY E, et al. Lay and expert interpretations of cancer cluster evidence[J]. Risk Anal, 2008, 28: 1531-1538.

[10] SANDMAN P M. Emerging communication responsibilities of epidemiologists[J]. J Clin Epidemiol, 1991, 44(Suppl 1): 41-50.

[11] ABRAMS B, ANDERSON H, BLACKMORE C, et al. Investigating suspected cancer clusters and responding to community concerns: Guidelines

from CDC and the Council State and Territorial Epidemiologists[J]. Morbid Mortal Wkly Rep,2013,62(RR08):1-14.

[12] CIOMS. Ethical guidelines for health-related research involving humans[S]. Geneva: Council for International Organizations of Medical Sciences,2016.

[13] WHO. Guidance for managing ethical issues in infectious disease outbreaks[S]. Geneva: World Health Organization,2016.

[14] PAQUET C, COULOMBIER D, KAISER R, et al. Epidemic intelligence: A new framework for strengthening disease surveillance in Europe[J]. Euro Surveill,2006,11(12):665.

[15] WHO. Early detection, assessment and response to acute public health events: Implementation of early warning and response with a focus on event-based surveillance[S]. Lyon: World Health Organization,2014.

[16]PATEL M M, SCHIER J G, BELSON M G. Recognition of illness associated with covert chemical releases[J]. Paediatric Emergency Care,2006, 22(8):592-601.

[17]RENTZ D E, LEWIS L, MUJICA O J, et al. Outbreak of acute renal failure in Panama in 2006: A case control study[J]. Bull World Health Organ, 2008,86(10):749-755.

[18]KIRKWOOD B R, STERNE J A C. Essentials of medical statistics[M]. 2nd edition. Oxford: Blackwell Scientific Publications,2003.

[19] WHO. Investigating environmental disease outbreaks. A training manual (WHO/PEP/91.35)[S]. Geneva: World Health Organization,1991.

[20]SAUNDERS PJ, KIBBLE AK, BURLS A. Investigating clusters[M]//In: GUEST C, RICCIARDI W, KAWACHI I, et al. Oxford handbook of public health practice. 3rd edition. Oxford: Oxford University Press,2013.

[21] SCHIER J G, ROGERS H S, PATEL M M, et al. Strategies for recognizing acute chemical-associated foodborne illness[J]. Mil Med,2006,171 (12):1174-1180.

[22] United Nations. Globally harmonized system of classification and labelling of chemicals (GHS)[S]. Geneva: United Nations,2017.

[23] MARSHALL L, WEIR E, ABELSOHN A, et al. Identifying and

managing adverse environmental health effects: 1. Taking an exposure history[J]. Can Med Assoc J,2002,166(8):1049-1055.

[24]GREIG J,THURTLE N,COONEY L,et al. Association of blood lead level with neurological features in 972 children affected by an acute severe lead poisoning outbreak in Zamfara State,northern Nigeria[J]. PLoS One,2014,9(4):e93716.

[25]DOOYEMA C A,NERI A,LO Y C,et al. Outbreak of fatal childhood lead poisoning related to artisanal gold mining in northwestern Nigeria,2010[J]. Environ Health Perspect,2012,120:601-607.

[26]THURTLE N,GREIG J,COONEY L,et al. Description of 3,180 courses of chelation with dimercaptosuccinic acid in children≤5 y with severe lead poisoning in Zamfara,northern Nigeria: A retrospective analysis of programme data[J]. PLoS Med,2014,11(10):e1001739.

[27]MSF. Lead poisoning crisis in Zamfara State,northern Nigeria (MSF Briefing Paper)[R]. Paris: Médecins Sans Frontières,2012.

[28]FALCONER T M,KERN S E,BRZEZINSKI J L,et al. Identification of the potent toxin bongkrekic acid in a traditional African beverage linked to a fatal outbreak[J]. Forensic Sci Int,2017,270:e5-11.

[29]SCHIER J G,RUBIN C S,MILLER D,et al. Medication-associated diethylene glycol mass poisoning: A review and discussion on the origin of contamination[J]. J Public Health Policy,2009,30:127-143.

[30]KAKAR F,AKBARIAN Z,LESLIE T,et al. An outbreak of hepatic veno-occlusive disease in western Afghanistan associated with exposure to wheat flour contaminated with pyrrolizidine alkaloids[J]. J Toxicol,2010,2010:313280.

[31]ISID. Food poisoning-Russia (Perm): sodium nitrite[R]. Archive number: 20100910.3261. Brookline (MA): International Society for Infectious Disease,2010.

[32]Toxic oil syndrome. Ten years of progress (EUR/04/5046349)[R]. Copenhagen: WHO Regional Office for Europe,2004.

[33]MORII D,MIYAGATANI Y,NAKAMAE N,et al. Japanese experience of hydrogen sulfide: the suicide craze in 2008[J]. J Occup Med

Toxicol,2010,5:28.

[34] WHO. Biomarkers and risk assessment: concepts and principles (Environmental Health Criteria 155) [S]. Geneva: International Programme on Chemical Safety, World Health Organization, 1993.

[35] BAKER D, NIEUWENHUIJSEN M J. Environmental epidemiology: Study methods and application[M]. New York City (NY): Oxford University Press, 2008.

[36] WHO. WHO human health risk assessment toolkit: Chemical hazards[S]. Geneva: World Health Organization, 2012.

[37] WHO. Principles of studies on diseases of suspected chemical etiology and their prevention (Environmental Health Criteria 72) [S]. Geneva: International Programme on Chemical Safety, World Health Organization, 1987.

[38] RUBIN G J, DICKMANN P. How to reduce the impact of 'low risk patients' following a bioterrorist incident: Lessons learned from SARS, anthrax and pneumonic plague[J]. Biosecurity Bioterrorism, 2010, 8:37-43.

[39] WHO. Investigating foodborne disease outbreaks. Stage one booklet [S]. Geneva: World Health Organization, 2017.

[40] ESR. Guidelines for the investigation and control of disease outbreaks [S]. Porirua: Institute of Environmental Science & Research Limited, 2012.

[41] CONSONNI D, PESATORI AC, ZOCCHETTI C, et al. Mortality in a population exposed to dioxin after the Seveso, Italy, accident in 1976: 25 years of follow-up[J]. Am J Epidemiol, 2008, 167:847-858.

[42] KIBBLE A, HARRISON R. Point sources of air pollution[J]. Occup Med, 2005, 55:425-431.

[43] WHO. Foodborne disease outbreaks: Guidelines for investigation and control[S]. Geneva: World Health Organization, 2008.

[44] GUTSCHMIDT K, HAEFLIGER P, ZILKER T. Outbreak of neurological illness of unknown etiology in Cacuaco Municipality, Angola. WHO rapid assessment and cause finding mission, 2 November-23 November 2007. Executive summary. Geneva: World Health Organization, 2010.

[45] PAGE L, KESHISHIAN C, LEONARDI G, et al. Frequency and predictors of mass psychogenic illness[J]. Epidemiology, 2010, 21:744-747.

[46]KESHISHIAN C. Mass psychogenic illness and how to respond to incidents[J]. Chem Hazards Poisons Rep,2008,13:22-23.

[47]ClEMENTS C J. Mass psychogenic illness after vaccination[J]. Drug Saf,2003,26(9):599-604.

[48] WHO. Mental health of populations exposed to biological and chemical weapons[S]. Geneva: World Health Organization,2005.

[49]JONES T F,CRAIG A S,HOY D,et al. Mass psychogenic illness attributed to toxic exposure at a high school[J]. N Engl J Med,2000,342: 96-100.

[50] WHO. Effective media communication during public health emergencies[S]. Geneva: World Health Organization,2005.

[51] USEPA. Risk management [S]. Washington DC: Environmental Protection Agency,2018.

[52]WHO. Communicable disease control in emergencies—a field manual [S]. Geneva: World Health Organization,2005:93.

[53]RUBIN G J,CHOWDHURY A K,AMLôT R. How to communicate with the public about chemical,biological,radiological,or nuclear terrorism: A systematic review of the literature[J]. Biosecurity Bioterrorism, 2012,10(4): 383-395.

[54] YORIFUJI T, TSUDA T, HARADA M. Minamata disease: A challenge for democracy and justice. Chapter 5 in Late lessons from early warnings (EEA Report No 1/2013)[S]. Copenhagen: European Environment Agency,2013.

[55]TEUTSCH S M,CHURCHILL R E. Principles and practice of public health surveillance[M]. 2nd edition. New York City (NY): Oxford University Press,2000.

[56]EATMAN S, STROSNIDER H M. CDC's national environmental public health tracking program in action: Case studies from state and local health departments[J]. J Public Health Manage Pract, 2017, 23 (5 Suppl): S9-17.

[57]SAUNDERS P J, MIDDLETON J D, RUDGE G. Environmental public health tracking: A cost effective system for characterising the sources,

distribution and public health impacts of environmental hazards[J]. J Public Health,2016,39(3):506-513.

[58]Bristol Environment Agency. Updated technical background to the CLEA model (SR3)[S]. Bristol: Environment Agency,2009.

[59]ATSDR. Public health assessment guidance manual[S]. Atlanta (GA): Agency for Toxic Substances and Disease Registry,2005.

[60]PHE. Initial Investigation and management of outbreaks and incidents of unusual illness,version 5.0[S]. London: Public Health England,2010.

[61]WHO. Guidelines for the collection of clinical specimens during field investigation of outbreaks (WHO/CDS/CSR/EDC/2000. 4)[S]. Geneva: World Health Organization,2000.

[62]WHO. WHO guidelines on drawing blood: best practices in phlebotomy[S]. Geneva: World Health Organization,2010.

[63]WHO. Quality management system handbook[S]. Geneva: World Health Organization,2011.

[64]COUGHLIN S S. Ethical issues in epidemiologic research and public health practice[J]. Emerg Themes Epidemiol,2006,3:16.

[65]LO B, KATZ M H. Clinical decision making during public health emergencies: ethical considerations[J]. Ann Intern Med,2005,143:493-498.